会社経営に失敗した私が医院経営で成功した7つの理由

尾島賢治
Ojima Kenji

丸善プラネット

はじめに

　これから語るストーリーは、この十数年間をまとめた私の小さなストーリーです。

　前途洋々だったはずの私、当時は矯正歯科医の卵だった私が、突然倒れた父の会社を引き継ぎます。そして、世間知らずで自信家だった高慢ちきの鼻をへし折られて失敗します。心機一転、資金も人脈もノウハウもないなかで歯科医院の開業を目指し、当然のごとく何度となく挫折しそうになります。そのたびに復活を遂げて、なんとか食べていける程度に成長しました。

　このようにかいつまんで言うと、平凡なまさに小さなストーリーですが、それこそが、多くの読者の皆さんの人生に少しでも役立つヒントになるのではないかと思い、本書を書き記した次第です。本書の中心となるのは、師との出会いと学びです。唯一私に誇れるものがあるとすれば、師の語る言葉、ものの考え方から、行動様式まで、すべてを前提なく受け入れ自分のものとする努力と、これを持続する力でした。

私は常に貯金を使い果たしたような状況で、もう失敗する余裕はありませんでした。たえずストレスにさらされていました。それを乗り越えるには、自分がより強くなるしかありません。仕事の面で人より優れた知見を持ち、人生の面で成功へと導いてくれる作法を師から学ぶことで、私はストレスに打ち勝ち、自身の歩むべき道筋を手に入れることができたのです。

目の前の問題がどうしようもなく大きく立ちふさがって、にっちもさっちもいかないように見えているその時、私には必ず導いてくれる師がいました。あるいはいなければ時間をかけて師を探し求めました。師はその問題はこうやって解決しなさいとか、こうした方がいいとか、教えてくれるわけではありませんし、決して自分から解決策について教えを乞うわけでもありませんでした。

振り返ってみると、悩むたびに私は、師の一挙手一投足を自分のものにすることで、当時の自分のステージ——稚拙な考え方や物事の見方から、一歩進んだ次のステージに移行する作業を行っていた気がします。

師が自分よりも圧倒的な経験値を有し、さまざまな課題に対処しているはずだから、その経験値を無駄にしてはならない。師の生き方をなぞることで、必ず私は人より早く一歩先のステージを上がることができる。そう考えていました。こうしていま、矯正歯科の開業医として一定の成果をあげられていますので、この戦略はあながち間違ってはいなかったと考えています。

私のプロフィールをご案内します。

私は都内で2つの矯正歯科医院を経営する歯科医です。矯正歯科といっても、現在はいろいろな矯正技術が登場しており、私がいま行っているのは、アライナー矯正という技術で、なかでも「インビザライン・システム」という治療法を採用しています。インビザラインはアメリカで１９９８年に誕生し、日本では２００６年に導入されたもので、比較的新しい治療法です。

それだけに、世界各国でアライナー矯正に関する学会が開かれ、その治療法に関して多くの矯正歯科医や研究者が技術革新のための議論を重ねていました。私自身も単身海外の学会に飛び込み、勉強を重ねる選択をしました。この学会で、何人かの師を得て、私は未来を切り開くことができました。

先達たちの経験に裏打ちされた知見は、単なる最新技術の情報だけではなく、ものの見方、考え方を変えてくれる含蓄に富むものが多く含まれていました。海外に行くたびに私は師たちの言葉に元気をもらい、リフレッシュしたものでした。

一方で、私は昔からデジタル系の技術に慣れ親しんでいました。父の会社がコンピュータのソフト開発会社だった影響もあります。その技術的なノウハウは、学会の講演でプレゼンテーションなどのツールとして使い、患者さんの治療にも役立つシステムとしても利用しています。また、最初の師であるワーナー・シュープ先生とお目にかかる機会を得たのはフェイスブックでのやり取りからでした。

このように、最新の技術を利用しない手はありません。ただし、一方には古きものを簡単に捨て去ってしまう最近の軽佻浮薄な兆候には、危惧を覚えます。温故知新という言葉があります。過去をたずね求め、そこから新しい知識・見解を導くことです。

私がこれまで行ってきたことは、歯科医だからということではなく、どの業界でも役立つものの考え方、仕事の仕方が十分に含まれているのではないかと思います。

こうした私の生き方が少しでも読者の皆様のお役に立てばと思い、本書を上梓する次第です。

目次

第1章 想定より早く自分のクリニックを開院した 33

第2章 インビザラインとの出合いと修行の旅 55

第3章 修行の終わり 73

第4章　師との出逢い、成長の時間　95

第5章　医院のデジタル化がもたらしたもの　119

第6章 成功するSNS

序章

何も知らなかった私が会社経営者になった

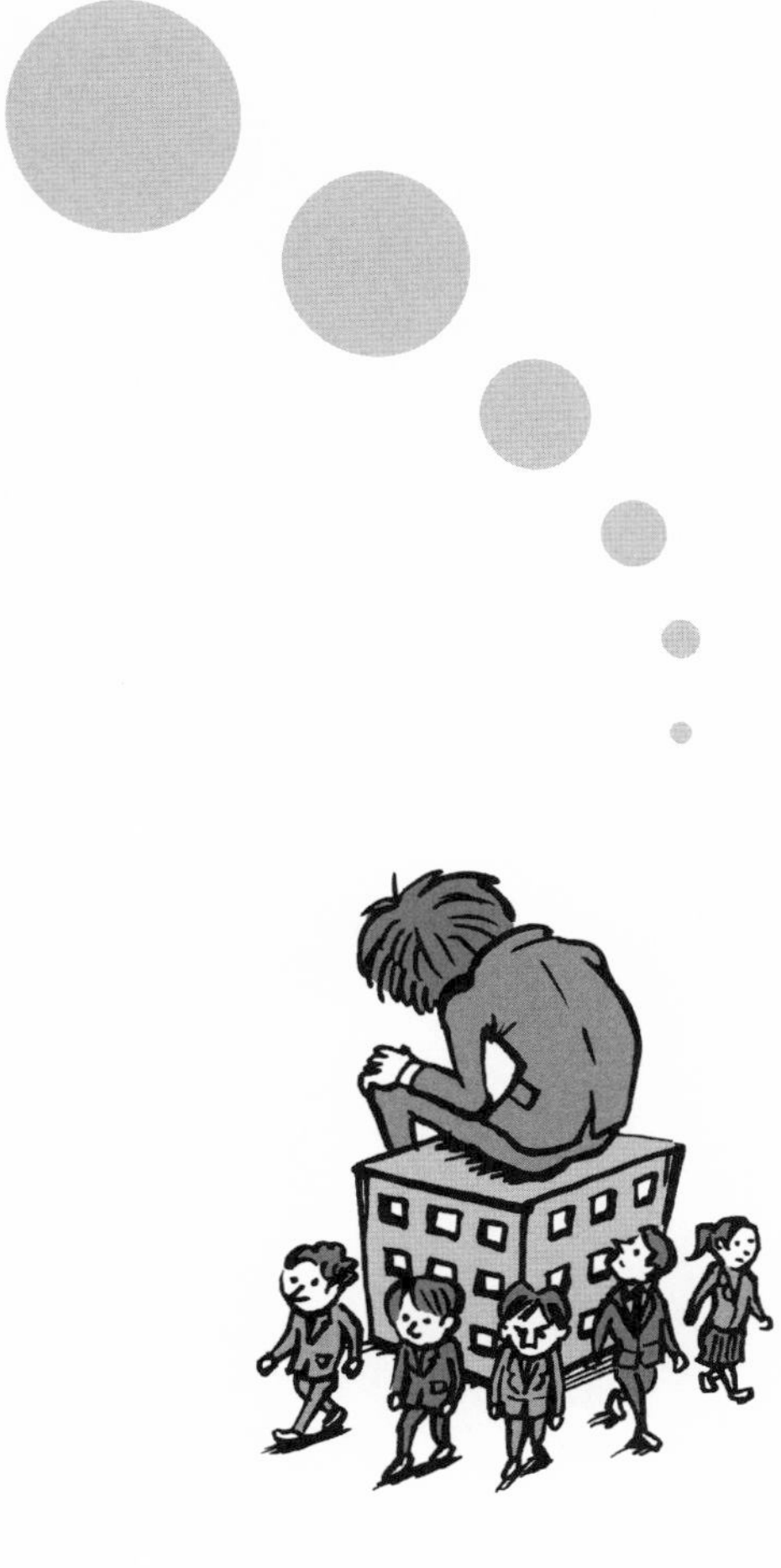

1 突然経営者になった日

今から18年前、私がまだ30歳の時です。働き盛りだった父が突然倒れました。脳幹出血でした。血圧が高めで2回ほど入院したことはあり、そのときには気力と体力で持ち返すことができましたが、ついに意識を失う状態に陥ってしまいました。たいへん衝撃でしたが、一方で、すぐに良くなるだろうと根拠なく思い込んだところもありました。

父は小さな会社を経営していました。パートも含めて社員数20名ほどのソフト開発会社です。営業から総務、経理、開発の進行管理まで、会社経営のすべてを自分ひとりで切り盛りする典型的なワンマン社長でした。

私が高校生のころ突然、歯科医になりたいと相談を持ちかけても、「その年できちんと自分の進路を決められるなんて、なかなか頼もしい」と、面食らうよりは逆に喜んでくれる豪胆な父でした。大学を出て勤め始めるようになると、仕事帰りに待ち合わせして週に1～2回、親子で飲みに歩くような間柄でもありました。

父が倒れて、さてどうするか。

こんな時、友人に相談しても「大変だね」とか「頑張ってね」などとは言ってくれますが、その先はありません。当たり前の話です。私が向こうの立場でもそうする。いざ、緊急事態となれば、頼れるのは自分と家族だけです。いっしょに苦しんでくれるのは家族しかいません。

私は、父が回復するまで父の会社をやろう、できたら大きくしようと腹をくくりました。しかしそれは、物事を楽観的にしか見られない根拠のない自信と、ごく小さな成功体験があったからなのです。

2 情熱とやる気でなんとかなる

その時、私は大学を卒業して4年目、都内のある歯科クリニックに勤務医として働いていました。そこは6つのクリニックがグループを形成しているところで、私は大学時代の友人である坂本憲昭先生といっしょに院長待遇の雇用でそれぞれクリニックの運営を任され、矯正歯科の担当として治療を行っていました。

まず問題だったのが、そのクリニックが患者さんが集まらず不人気だったことでした。その経営を改善するというのが、まだ若い私たちに与えられたミッションでした。勤めはじめると、問題点はすぐに見つかりました。

まず、スタッフさんにやる気がない。

それまでは患者さんが来ない時間は、歯科医師すら勝手に本を読んでいるクリニックでした。そこで、患者さんの治療計画をきちんと立てて当人にお知らせするよう努めたり、院内の清掃を率先してやったり、環境の改善に努めました。そのうえで、このクリニックの良いところをまとめたチラシをポスティングして、集患に努めました。

同時に、スタッフさんには「何かが変わるぞ」と思わせて、やる気を出すよう具体的な働きかけを行いました。

まず「設定した売上高の数字をクリアしたら、理事長に交渉してボーナスを出してもらえるよう交渉します」と宣言しました。もし交渉が不成立でも自分のポケットマネーで出すので、心配しないようにとも。

さらに、それまであいまいにしていた休憩時間などの就労規則をきちんと明確化し、スタッフさんの働きやすさを改善しました。こうした試みが彼らに期待感を与えて、院内全体が明るいものになりました。

結果として、私が担当したクリニックの売り上げは、半年で4～5倍アップ。当時、歯科クリニックの平均の月売り上げが220～300万円といわれた時代に、800～1200万円を叩き出しました。いま思えば、この経験が父の会社経営ではむしろ、足をひっぱったのだと思います。雇われ経営者と本物の経営者では覚悟が違いました。

3 常識が常識でないことを知った時

その当時もいまも仕事は好きですし、そのためにはいくらでも頑張れます。子どものころから私は、頑張ることが好きな人間でした。大学受験でも歯科医師の国家試験でも、「自分はできる」と信じてゴールを目指すことは苦しみではなく、むしろ常識、フツーのことでした。

しかし、ことビジネスの世界においては、私の常識はとんちんかんな常識でした。経営者の方々は、頑張ることを当然のこととして日々生きておられる。ことさら言葉に出して言うことではありません。しかもその頑張り方は、ただ自分だけが頑張ればそれでいいというものではありませんでした。

バカ正直に夜も寝ないで頑張ったところで、人がついてくるわけではない。会社経営においては、必ず「組織」があり、設定された「期限」があり、「数字」という現実があります。自分だけの目標であれば、一度失敗しても次があります。大学受験に今年失敗しても来年チャレンジすればいい。

しかし、会社では社員の生活があり、社員の家族もいる。そうした「組織」を率いての資金繰りなどの「期限」や、固定費、売上げ予想、キャッシュフローなどの「数字」をめぐる戦いは、個人の頑張りだけではどうしようもない世界なのでした。

振り替えるとその時、私は3つの甘さを抱えていました。

1つ目は父の病状が改善して必ず戻ってくる、という前提で社員と対峙していたこと。社員は父を頼りにそれまで働いてくれていました。そこにぽっと出のわけのわからない男が、新社長だと言って登場する。仕事の中身も知らない素人がかろうじて認められるとすれば、戻ってくる確信があればこそです。だけど、父が戻ることはありませんでした。

2つ目は、先ほども申し上げたように、頑張れば何事もなせるという若気の至りです。

その若さは社員に見透かされました。

さらには3つ目。これこそ致命的ですが、撤退戦の経験がなかったことです。状況によっては会社を閉めてでも被害を最小限度に食い止め、ソフトランディングを目指すべきでした。ところが、会社がなくなるという悲惨さをわが身のこととして想像する能力が欠けていました。

その甘さを抱えた二代目に、社員がついてくるはずもありません。

4 間抜けな二代目の登場

出社初日。

「当座、父の代わりを務めます。何から手をつけたらいいでしょうか」

古参の社員に聞くと、

「これが社長のスケジュールです」

と一枚の紙を渡されました。それだけです。

この会社は学校教育関係のソフト開発を行っていましたが、仕事の全体像を把握していたのは父だけでした。自分がなすべき行動が見えてきません。入院先の病院に見舞いに行っても、意識が戻っていない父とは会話ができるはずもなく、途方に暮れるしかありませんでした。

そこで当座の仕事は社員に任せるとして、私にできることは、新しい仕事を取ってくることだと見定めました。

無手勝流で営業をしても、ラチは明きません。何か武器はないかと、2000年代に入ったばかりの当時としては、まだ珍しかった映像を使ったプレゼンテーションを行うことにしました。それもプロの映像マンがつくるようなレベルの高い映像です。

この発想と行動力はこの時期の私としては、唯一褒められる行動だったと思います。雇われ院長を始めたときにもチラシのポスティングなど、歯医者にしては一風変わったチャレンジを行っていました。いまや整形外科院がテレビコマーシャルを打つ時代です。少しは先見の明があったということもできそうです。

しかしながら、悲しいかなソフト開発の専門家としては素人もいいところ。それにたぶん、どこか歯医者の世界を引きずっていて、ビジネスマンらしからぬ立ち居振る舞いがあったのだろうとも思います。なかなか、仕事を取ることはできませんでした。私の挑戦は早くも壁に突き当たってしまいました。

5　一点突破の道が拓ける

社員もパートの皆さんも、最後まで私と打ち解けることはありませんでした。

「どうせ歯医者の世界に戻るんでしょ」

「ソフト開発なんて何も知らないくせに……」

言葉にこそ出てきませんが、そんな気分が感じられました。

結果が出せないリーダーがいると、会社の雰囲気はとても暗くなります。経理を任せていたパートの方から、会社の実情が皆に知れ渡っているようでした。まずは、若いパートさんが一人抜け二人抜けと、人が減りはじめました。

勤務医の方は坂本憲昭先生の助けがあり、週に2日、数時間勤務するローテーションを組んでもらいました。

自宅に帰るのは月に3日、それもシャワーを浴びる程度で、あとは会社に寝泊まりしていました。

「何とかしなければ」

心の中にあったのは、父の会社を何としても守らなければという思いのみ。社員たちはすでに、同志でも仲間でもありませんでした。彼らを食事に誘うこともなく、私はなからリーダーと呼べる者ではありませんでした。

心の中の支えは、いつか父が目を覚まし「賢治、よく頑張ってくれたな」と言ってもらえることでした。

そんな私にチャンスが訪れます。初めて訪れた客先でプレゼンテーションが好感触。なんと5000万円の契約を結べる運びになったのです。

立ち込める霧の中、どこに向かって歩いているかわからず、彷徨っていた私の目の前に、ようやく進むべき道が現れた。そんな感じでした。

応対してくれた相手は物腰の柔らかい人物でした。私の境遇にいたく同情してくれて、何とか力になってあげたいと、知り合いの会社も紹介すると言ってくれました。

6 ネギを背負ったカモ

父には3人の弟がいました。父はソフト会社を経営するかたわら、祖父から受け継いだ会社も経営していて、叔父たちといっしょに事業を行っていました。父は彼らにとっても頼れる兄でした。父が倒れるや、叔父たちは私と私たち家族に対し親身になって相談に乗ってくれました。

叔父たちはおそらく、父の会社を継ぐという危なっかしい私を、歯がゆい気持ちで見ていたでしょう。しかし、自分の判断を押し付けることはありませんでした。助言はしてくれますが決めるのは私自身だと。それが暗黙のルールでした。

ところが、初めての契約が取れそうだということで、喜び勇んで叔父の一人に報告にいくと、意外な反応が返ってきました。

「そんな危ない橋は渡らない方がいい。すぐに断ってこい」

「いやいや、こんないい話はないです。相手もとてもいい方で……」

その時、かつて叔父に言われていた話を思い出しました。「父親が倒れたことは、仕事関係には絶対に言うな」という話です。
取引先であれば、社長である父が顔を出さないこと、電話にも出ないことを不審に思い、その理由を聞かれるはずです。でも叔父は「絶対に言うな」と。社内でいろいろ用事があってとか、いま出張していますとか、とにかく隠し通せと言うのです。

▼ビジネスの線引き

叔父たちは皆、ビジネスのプロでしたが、どの伯父も私の判断は尊重してくれました。私が失敗しないよう手を差しのべることを、極力押さえているようでした。これは私の解釈ですが、もし何とかしてやろうとした瞬間に、周りから見れば、弟が兄の会社を奪ったようにも見える。だからあえて、親族であることとビジネスをすることの間に、きちんと線引きする必要があったのだと思います。

たとえば、息子に家業を継がせるか継がせないかで悩んでいる方がいらっしゃいます。歯医者の世界でよくある悩みです。私ならこう思います。継がせることを前提に息子の人生を縛るよりは、息子とのコラボレーションをプラス方向に進められるような違った戦略を立てる必要があるのではないかと。親子でもビジネスの線引きは必要なのです。

いまとなっては、よくわかります。突然、社長が出てこなくなるや、よく知らない青二才が出てきて、自分が社長の名代だと言う。「この会社は危ないんじゃないか？」と、悪い噂はすぐに広がりかねません。

ところが私は、バカ正直にも初めてのビジネスの相手に心を開いていたのです。その男から見れば、ネギを背負ったカモが目の前にいたのです。

7 眠れない日々

本当に悪い人間は、悪いそぶりを見せません。フツーに仕事をしている善良な市民のフリをしています。彼は言いました。

「実は僕も若いころ、父を亡くして苦労したんですよ」

と。そこで畳みかけます。

「ぜひ仕事をお願いしたいんだけど、いまはこれに見合うだけの仕事はウチにない。友人の会社を紹介するので行ってみてくれないか」

紹介された会社でトントン拍子で話は進みました。キチンと契約書を交わし、支払い条件も含めて、何一つ怪しいことはありませんでした。

「一見の誰ともわからない若造に5000万もの仕事をポンと出すなんて、怪しいとは思わないのがおかしい」

とは叔父。

「いや、ようやく取れた仕事なんです。ぜひやりたい」

と私。

議論は平行線です、後がない私はこればかりは叔父の意見を退けるほかなかった。そして叔父はいつもと同じく、私の決定を遮ることはしませんでした。ただし、しぶしぶ認めながらも「それでも危ないと念を押しておくぞ」と言われました。

そうした不安もいつの間にか消えていきます。それよりも、私は手に入れた仕事を全うすることに全力を尽くしはじめたのです。

制作期間は4カ月間。当初の手付金の支払いも契約書どおりに実行されています。私はプロジェクトリーダーとして仕事の細部にまでタッチして、より完璧な仕事を目指しました。仕事が終わりかける段階で、その出来栄えを喜んだ先方の会社は、実はこの仕事もお願いしたいと新たな依頼をしてきました。望外の話に舞い上がってしまいました。

ところが、いま思えば、最初の仕事が清算時期を迎える絶妙のタイミングでした。2つ目の仕事は着手しますが、先の支払いはいつまで経っても実行されません。そればかりか、別の会社を紹介すると言われ、結局は新しい契約を結ぶことになりました。

仕事は忙しく回っていますが、支払いは、いろいろな理由をつけて実行してくれません。最初に出会い、親身になってくれた男に会っても同情してくれるだけです。すべては最初から仕組まれていたようだと、ようやく気がつきました。初回が5000万、次が2000万、最後が3000万。トータルで1億円の売掛金が残り、眠れない日々が続きました。

「向こうは、お前の会社のキャッシュがショートして、勝手に潰れるのを待っているんだよ」

とは、叔父の言葉でした。

私が包み隠さず会社の内情を知らせてしまったため、それほど遠くない時間に潰れてくれると、高をくくっていたのです。事が明るみになったとしても、事件にすらならない。巧妙なワナでした。

8 父の会社の最後

支払いを求めて何度も先方の会社に出向きましたが、いつも社長は不在。会社へも自宅へも毎日通いましたが、会うことはできませんでした。その期間が1カ月を過ぎるころには、会社のキャッシュの減り方は激しくなり、他の仕事を発注する経費すら事切れる始末。頭が真っ白になりました。

結末はあっけないものでした。叔父の同行を得て相手の会社に乗り込み、支払いを催促すると、ほどなく支払いを受けることができました。叔父にそれほどの力があるとは思ってもみませんでした。ここでは、叔父の交渉力とそれを裏打ちする人脈があったからという風に説明しておきます。大人の世界の一端を垣間見ることができました。

さて、叔父の力を借りつつもこれで帳尻は合いました。

しかしながら、今回は運が悪かったと、気持ちを切り替えて行こうと考えるほど、私は自信家ではありませんでした。

この回収リスクを経験して、次の受注に前向きになれなくなりました。本来ならばこの時点で、手中にした売上金をプールするのか、新しい投資に振り向けるのか。あるいは、資金繰りがひっ迫する前に銀行からの融資を引き出すのか。戦い方にはいくつかの選択肢があります。

しかし、そもそも動くためには、明確なビジョンをもつ必要がありますが、情けないことにそれを立ててモノにする余力がありませんでした。やはり経営者失格です。

会社の雰囲気は前にも増して悪くなりました。残っていたパートさんは、自分の仕事がなくなると辞めていきました。社員も退職金を提示して辞めてもらうか、既存の取引先を譲って辞めてもらうかしました。

人もいないうえに虎の子の取引先も失い、会社の売り上げは減るばかりです。少しでも家賃を押さえようと引越を繰り返します。

最後は、6畳一間のワンルームマンションでした。捨てるには忍びない父の机と、「段ボールに収納された書類があるだけの部屋でした。そこを3年ほど借りていたでしょうか。

2008年には会社をたたむことになりました。

9　私は歯医者さんしかできません

ちょうどその頃、勤務医として出会っていたある患者さんからお誘いがありました。その患者さんは資産家で、都内に今度マンションを建設するという。その1階と2階をクリニック・フロアにするから入ってほしい。開業しないかというお誘いでした。にっちもさっちもいかなくなった私が、現状を打開するチャンスでした。

そこで、叔父に相談をしますと、またご指導をいただきました。「なぜ親族を頼らないのか」と。

「お前は父親の会社のことばかり考えてきたが、兄貴は、賢治が歯医者を辞めてまで会社を残してほしいとは思っていないだろう？　そんなことよりお前とお前の家族が幸せに生きていくことを望んでいるんじゃないのか」

「兄貴はお前を歯学部に入れてくれたんだろう。ならば歯医者で勝負しろよ」

「そのために、叔父さん、銀行を紹介してくださいというなら、喜んで紹介するよ。なんで他所の他人を当てにするんだ」

懇々と諭されました。いま思えば当たり前の話ですが、当時はそんなことを考える余裕もありませんでした。

「開業してもいいんですか？」と聞くと、「お前は歯医者だろう。他に何ができるんだ」と叔父は笑いました。

＊

こうして、生意気な若造の外皮がこそげ落とされて、必死で生きようとする芯のようなものが、ようやく内面から現れはじめたような気がします。

長い回り道をしましたが、今は心底思います。

「私は歯医者しかできません」

美味しいお餅は腕のいい餅屋にしか作れません。餅は餅屋。腕のいい歯医者になるために、私はその後、歯科の技術を極め、最新の治療を求めるよう励むようになります。

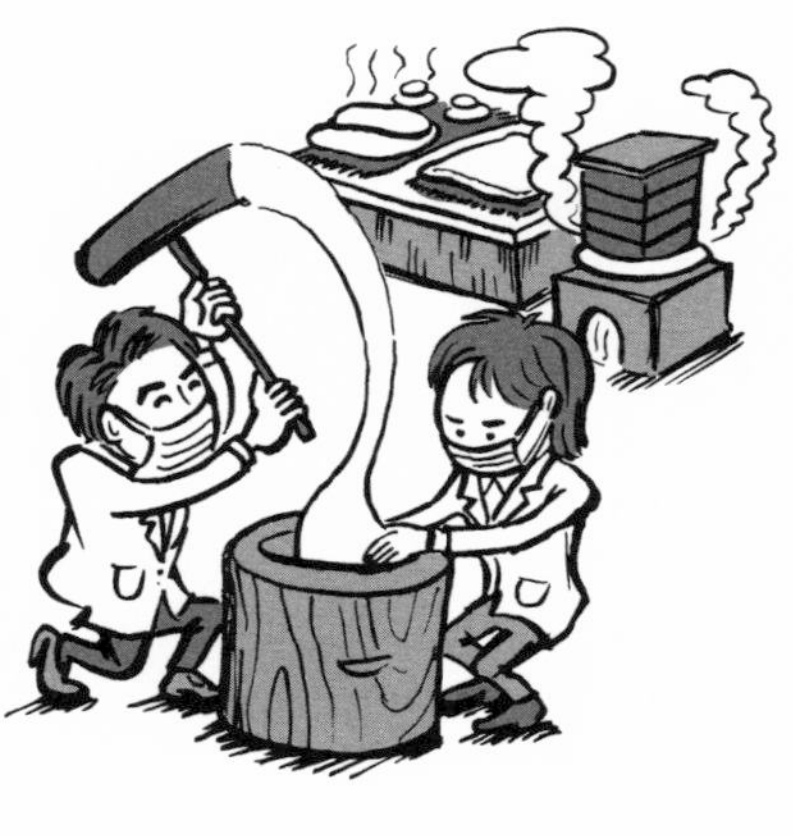

第1章

想定より早く自分のクリニックを開院した

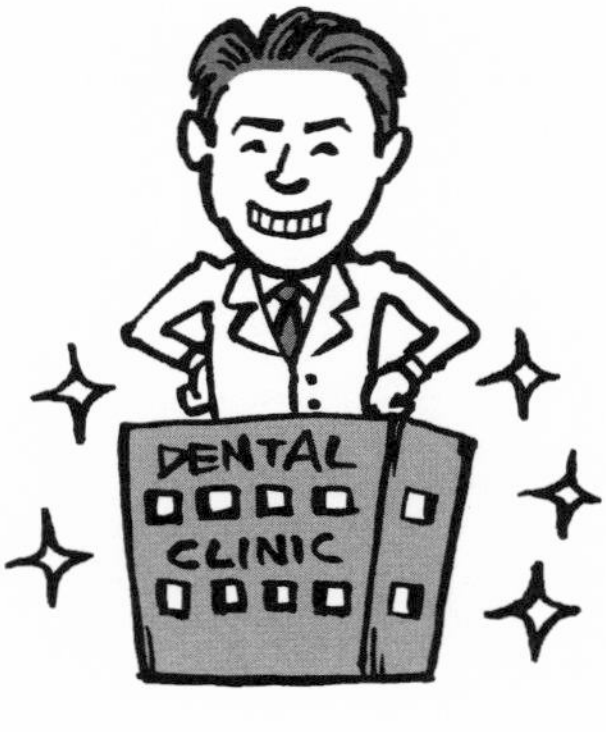

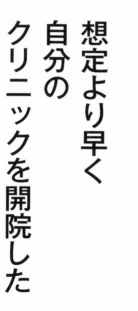

1 最安値の歯科医院開業に挑戦！

さあ開院だ、新しい船出だと、決意も新たにまい進していきたいところでありましたが、現実はそれほど甘いものではありません。なにせ一つ会社を終わらせようとしている最中で、最悪なことに父の病状も悪化しています。手元に自己資金があるわけではなく、ギリギリの計画を立てる必要がありました。

開院に際しては、場所の手当ての他にも診療に必要な材料・資材を揃える必要があります。こうした開業資金を安く抑えようと、さまざまな道具が揃うことで有名な浅草のかっぱ橋で調達することを思い立ちました。「材料・資材はトータルで８００万円。最安値の開業に挑戦！」などと、家族や友人に宣言しては呆れられました。

すると、横浜の一等地に歯科医院を開業したばかりの友人、山口文誉先生が連絡をくれました。「役に立つかもしれないから一度会ってみないか」とあるデザイン事務所を紹介してくれるというのです。その事務所はいくつもの錚々たるクリニックの内装を手がけている事務所で、私の現実との落差ゆえ途方に暮れるばかりでした。

▼800万円というチャレンジ
800万円というのは、歯科医院開設に必要な診療機材一式の総額です。たとえば、どこの歯医者さんにもある診療用のユニット1台が新品でだいたい300万円から800万円くらいです。中古品なら値段はかなり下がりますし、閉院するクリニックから譲り受けるのであればもっと安くなります。この数字からしても、かなり無謀なチャレンジだったことはおわかりいただけるでしょう。


「僕とは住む世界が違うなあ」

と友人に言うと、

「賢治もこの事務所にデザインをやってもらいなよ」と。

「いやいや、そんなお金はないよ。ムリムリ」

自宅に戻って妻に報告をしました。

「デザインだけで400万だってさ。図面つくって工事して半年かかるって言われたよ。その間は何もしないで家賃がかかるのに……」

そのうちに友人から連絡があって「決めたか」というので、やんわりと断りますと、

「お父さんは今の賢治を見てどう思うかな」とぶしつけとも思える言葉が返ってきました。

「そういうのはやめてくれる？　父がどう思うかはキミにはわからんでしょう」

少々気色ばんでそう答えますと、彼は、

「でも、僕はそう思うよ。ちょっとは考えてみてね」

と電話を切りました。

大学時代からの長いつき合いの友人です。その本意はわかっていました。十分な資金の手当てがなくマイナスからのスタートでは、成功はおぼつきません。いまだ意識が戻らないままの父でしたが、私と私の家族の幸せを父が願うはずなのは間違いではありませんでした。

2 もう一つの歯医者の道

ここで昔話をひとつ。

大学を出た後、雇われ院長として勤務医を務めたという話をしましたが、それ以前にも時にはアルバイト、時には勤務医として働きました。京浜工業地帯の工場群が雑多に集積する街の歯科医院に勤めたときには、人間観察の貴重な経験をしました。主として労務者風の患者さんが集うそのクリニックでは、受付の待合室でタバコの煙を吐き出す強面の人間やまともに会話が通じない人間がいて、ずいぶん鍛えられたものです。

そんな具合ですから治療計画もあったものではない。患者さんを目の前に彼のカルテを見ると、「できあがった銀歯のかぶせものを装着してください」と書いてある。カルテに従って、歯科医師は初めて会う患者さんの治療に当たるわけです。

その男性は、年の頃では30代後半から40代前半くらい、上下の黒いジャージを着ていました。お口を開けてもらうと、歯の表面に化石のように歯石がびっしり溜まっていて驚愕しました。その状態で1本分だけ歯石がとられていて、仮のかぶせものが処置されていました。

カルテどおりに銀歯を装着することはできますが、そのままではすべての歯がダメになって抜け落ちるのは目に見えていました。そこでその方に「歯石をきちんと取って、歯肉の炎症が落ち着いてから歯型取らないと、根本的な治療はできません」と、出来上がった銀歯をムダにしてもきちんと処置する必要性を訴えました。

若き歯科医の真剣な説得が功を奏したのでしょう。彼は納得してすべての歯石を取り、その日はすっきりとした表情で帰っていきました。カルテには「本人のために歯肉が引き締まるまで歯型は取らないでください」と書き込みました。彼が次に来たとき、誰が診察するのかわからないですから。

ところがその患者さんは、当日こそ仮のかぶせものが取れたと言って来院してきましたが、その次はありませんでした。

古株のクリニックスタッフさんから言われました。

「あの患者さんはこの辺りでは札付きのワルでしかもチャランポラン。約束なんて守るわけがありません」

そこで、私は自分の未熟さを知るわけです。

私の前に処置したベテランの歯科医師は、まず虫歯のフタをしようと判断した。どうせクリニックに来なくなるのだから、悪い状態の歯の穴をふさぐことが優先される。治療の継続が困難な場合、より確実な選択を行ったわけです。患者さんのバックグラウンドを理解し、その患者さんの現実にあった治療方法を行う。その先輩歯科医師は正しかった。

その歯科医師は劣悪な環境を熟知したうえでよりベターな選択をしていました。自身の経験値と能力を正しく使っていました。私ももっと多くの経験を積んで、患者さんのために腕を磨きたい。真剣にそう思いました。

3 自分が目指す道

まだ20代の若き尾島賢治は、それこそ私がこの道を選んだ原点だと本気で考えていました。

しかし先輩に告げると、言下に否定されます。

「自分の腕を上げたいなら、もっと広い世界を見なければダメだろう。そのクリニック程度の技術なら数年でキミはすべてを学べるかもしれない。だけどそれは、すぐに頭打ちになってしまうということだよ」

先輩の言うとおりでした。私は赤ひげ先生になりたくて歯医者の道を選んだわけではありません。歯科矯正という分野で悩んでいる多くの患者さんを助けるため、一流の技術を極めて高みを目指したいと決意したからでした。

とすれば、「かっぱ橋で材料・資材を調達して安く開業する」と宣言したとき、その考えのどこかに偽りがあるのは明らかでした。自分の理想を追い求めることこそが、父にもそして母や妻にも、そして生まれたばかりの息子にも喜んでもらえるはずです。

友人が紹介してくれたデザイン事務所に依頼すると妻に告げると。たいへん喜んでくれました。また、叔父から銀行を紹介してもらい資金手当てにめどがつきました。

父の会社の仕事と勤務医としての矯正治療の仕事を行いながら、トータルで200件ほどの物件をバイクで回りました。候補地と思えるところには母をバイクの後ろに乗せて見に行ったり、妹にも立ち会ってもらって意見を聞いたり、身重な妻と産まれたての息子を連れて見に行ったりと、とにかく物件を探しました。

そして叔父に報告をしては「ダメだ、そこで開業してどうする?」と断られ続けました。

1年以上経過したころ、つい叔父に苛立ちを見せてしまいました。

「一体いつ、場所は決まるんですか?　どれもダメだと言われると、探しようがありません」

それに対して叔父は、

「いまは夜明け前でいちばん暗い時間だ。しかし、良い物件が見つかればすぐに日は昇る。

焦るんじゃない」

「……わかりました。すみません」

その2週間後でした。突然事態は好転します。

東京・文京区の本郷三丁目。そこは父が倒れて救急車で運ばれた東京大学附属病院の最寄り駅。そこから徒歩30秒の場所に物件が見つかりました。私たち家族が父の見舞いに通い続けていた場所です。父の導きとさえ感じました。

1月下旬の寒い日でした。連絡を受けると、母をバイクの後ろに乗せて現地に向かいました。母からは「いいんじゃない。良かったわね」とお墨付きをもらい、ようやく開業にこぎつけました。

そして叔父に報告をすると、

「よかったじゃないか。あとは頑張れ」

と言っていただきました。

気持ちに余裕がないときに反対されると、苛立ちに支配されて間違った選択をする可能性もあります。ピンチのときほど、人の言葉に対して真摯に耳を傾けることが重要だと、感じ入った次第でした。

▼歯科医院開業にいくらかかるか

歯科医院開設にあたっては資材や材料費以外に、当然のこと内装工事費やテナントの賃料・保証金、開院前の運転資金など、たくさんのお金がかかります。都内で歯科医院を開業するのに通常で4000~5000万円。最低でも3000万円はかかるでしょう。叔父の紹介で資金の手当てがついたとはいえ、開院前にそのお金は飛ぶように消えていきました。私は一日も早く結果を出したいと、あせる気持ちを抑え続けて開院の日を待ちわびました。契約が1月末、そしてデザイン、設計完了、工事、融資、機材購入、スタッフさん募集、ホームページの作成、保健所への届け出などを行いながら、妻と息子そして妻のお腹に翌年産まれる予定の娘と、6カ月の間、開業準備を行いました。

4 新規開院のための集客作戦

文京区は、周辺に住まう潜在的な患者さん=顧客層という意味では、申し分のないエリアです。歯医者といえどもマーケティングのセンスは必須です。医は仁術であるものの、理想だけでは生きていけません。

２００７年7月に、私の最初のクリニック「本郷さくら矯正歯科」を開設しました。結論から申し上げると前途多難。ヨチヨチ歩きの船出でした。

まず第一に、いくら立地がいいと言っても、できたばかりのクリニックです。矯正歯科を謳うこの新しいクリニックが良い治療をしてくれるのかどうか、地元の人は確信が持てません。あそこは腕がいいと評判になって初めて、地域に根差したクリニックになるのだと、後にわかりました。

では、新規開院したクリニックが、手っ取り早くどうやって集客するのかといえば、開院をサポートする専門のイベント会社に依頼して無料検診のイベントを打つなど、いくつかの方法があります。ところが、当時の私にはそんな知識も情報も持ち合わせていませんでした。

もちろん、何もせず手をこまねいていたわけではありません。私なりに勝利の方程式を編み出してはいました。

その決め手は、朝8時から夜8時まで12時間の開院でした。きっかけは銀座で開業している歯科医師から聞いた話でした。その方曰く、「銀座の朝8時から9時までは無医村だ。

8時に診てくれるクリニックはウチしかない」と。

そこで私は、さらに土日も開院すれば、都市生活者の生活スタイルに沿った営業時間になり、勝てると考えました。

しかし、残念ながらそうは甘くありませんでした。おそらく文京区という立地も影響しているのでしょう。時間的な自由度よりも、歯医者の信頼度が優先したようです。さらに問題は、この作戦が別の問題を引き起こしたことでした。

5 スタッフさんが続々辞めていく

開院に際して、当然スタッフさんを揃えなければいけません。朝早く夜遅く、土日もという労働環境を強いるので、給与水準を相場よりも高めに設定して募集をかけました。これでやる気のあるスタッフさんが集まってくれると、楽観的に考えていました。

そして、想定どおりにスタッフさんは集まりましたが、ほどなく辞める人間が続出し、6カ月も経たないうちに朝8時の開院を止め、日曜日も止めることになりました。

原因は私の力不足でした。いかに臨床ができたとしても経営はまた別の能力が必要です。私に歯科医院の経営者としてのスキルがないために、たかだか数人のスタッフさんのマネジメントができなかったのです。いろいろなことが後でわかってきました。

募集したいのは自分の仕事に誇りを持ち、やりがいを求めて応募してくれる方たちでした。真面目に人助けをしたいと願う普通のお嬢さんがほとんどです。

彼女たちは人よりたくさんお金を稼ぎたいとか、仕事で出世したいなどとは考えません。普通のお給料をもらって普通の業務時間で働くのを当然のことと考えます。そんな人が一般よりも高い給与がもらえると聞けば警戒します。つらい仕事なのか、何か裏があるのかと疑うのが普通です。

私はそのような、スタッフさんがするであろうものの見方に全く注意を払っていませんでした。高い給与を求めて応募してくる人には、それなりの事情を抱えているケースすら想定できます。じつは開院した当初、様子を見にクリニックを訪れた妹からスタッフさんに違和感を持ったと告げられました。

「給料に見合う能力があるようには見えなかったよ」と。

もちろん、教育によって育てようと頑張るのですが、それに応えてはくれませんでした。

これは完全な私の実力不足でした。スタッフをきちんと育てられるほどの力量が、私には備わっていなかったのです。

患者さんが思うように集まらないうちに、スタッフさんは誰もいなくなりました。とうとう私一人になってしまいました。

6 もう一度わが身を問え

窮すれば鈍する。昔の人はよく言ったものです。焦るばかりで有効な手立ては一向に見つかりません。医院は最寄りの駅から30秒という好立地ではありましたが、ビルの2階でした。これがいけない。患者さんが入りづらいだろうと、より駅近で1階のスペースを探したりもしました。

ある日のこと、歯科医院を紹介するホームページ用のデータを医院に残って、夜遅くまで書いていました。もう少しで書き上がるところで限界を迎え、タクシーで家路に向かいました。その道中、交通事故に遭う始末です。

その原稿が入っているノートパソコンをしっかりと抱きしめたまま、後部座席から自分の足が助手席を突き抜けていました。あと少しで完成するデータは、その時の私にとっては起死回生の一打でした。救急病院に搬送されるときも抱きしめたパソコンを放そうとしない私を、救急隊員は不審そうな目で見ていました。

幸いなことに交通事故のケガは大事には至らず、翌日には普通に診療を行っていました。身体が丈夫なのが助かりました。といいつつ、開店休業の状態は変わりません。自前のホームページの作成を続けました。父のソフト会社を引き継いだ経験もあって、パソコン操作にはソコソコ自信がありました。

しかしながら、出来上がったページをウェブの専門家に見せたところ、強烈なダメ出しが返ってきました。

「これではディスカウントスーパー陳列棚みたいです。いろんなことがガチャガチャ入っていますけど、このクリニックの何が強みなのか、何を伝えたいのか、さっぱりわかりません」

納得する面も確かにありました。思いの丈をぶつけるあまり、他の歯科医院と違うウチの特徴、差別化できる訴求ポイントがわかりにくいホームページになっていました。

彼は「思いが行き過ぎている」と忠告してくれました。しかしその言に対して、私は食い下がりました。

「日曜診療などを行い、毎日クリニックにいてくれて、いつでも治療をしてくれるという安心感のほうが重要じゃないですか？」

「尾島先生。違うんですよ。患者さんは先生たちの最新技術で治療してもらいたいと思うんです」

そのウェブの専門家は、かつて私が勤めていたクリニックの先輩歯科医師の知り合いで、もっと言えば先輩の妹さんのご主人でした。いまでもお付き合いのある20年来の友人です。

彼はこのとき、単にホームページの作りやすさ、訴求のしやすさだけを言っていたわけではありません。問わず語りに、私がどんなクリニックをつくりたいのかを考えろ。患者さんに喜んでもらうために、真剣に自分を突き詰めることだと教えてくれていたのです。

さて、自分の思い描いたストーリーがここにきてまた、いとも簡単に否定されてしまいました。しかし、へこたれる余裕はありません。自分の想定した計画が頓挫しそうになったときこそ、逆転を可能にする対応力がモノを言います。

彼の言葉から、必要なのは私が一流の矯正歯科医であることだと思い至りました。患者さんにこの歯科医師は本物だとわかってもらうことでした。そのために、真剣に自分の力をつけようと決意しました。

▼歯科医院開院の3パターン

ご存じのとおり、歯科の多くは圧倒的に世襲制の職業です。ある大学の歯学部では6割が歯科開業医の2世、3世だそうです。すると、開業を目指す歯医者の多数は、親の家業を継ぐタイプということになります。先代からの患者さんや地盤、信頼、そして設備など総合的に見て圧倒的に新規開業の僕に比べて優位性があります。

一方、大学病院で臨床経験を積みながら勉強し専門知識を深め準備万端整えてから開院するケースもあります。事前のリサーチがあり、サポートしてくれる人脈もあります。これが2つ目のパターンです。

すると3つ目は、大学で培ったネットワークも家業も関係なく、自分の力を試したいと開業にチャレンジするケースです。私は本来、この3つ目のパターンだったかもしれません。ホントのところ、私は大学の医局を出たら10年ほどアメリカで勉強してから開業しようと何となく考えていました。それがこのような流れで開業に至った次第です。

7 インビザラインとの運命的な出合い

クリニックを開く前年、２００６年末に「インビザラインシステム」が日本で導入開始されました。その以前からアメリカの矯正歯科学会の講演や論文などで、インビザラインのことを知り衝撃を受けていましたが、ついに日本でも治療に使うことができるようになりました。

インビザラインはアメリカでは１９９８年から、ヨーロッパでは２００１年から導入されていましたので、日本での導入に８年待たなければならなかったことになります。新しい歯列矯正の道がここにありそうだと予感はしましたが、日本で全面的に普及するほど、機は熟しておらず静かなスタートを切りました。

ただ、２００７年の正月休みに悶々とした時間を過ごしながら、自分の行く末を案じ、普通の戦い方をしても活路は見えない。新しい矯正技術の学びこそ、打開する道だと考えるようになっていました。翌２００８年には父が亡くなります。そして愛する娘も生まれました、もう逃げ場はどこにもありません。退路は絶たれ、前進あるのみです。

ここで歯列矯正の基礎知識を少々ご案内します。歯列矯正の方法は大きく3種類に分かれます。「ワイヤー矯正」「裏側矯正」それと最新の「マウスピース型矯正」です。ワイヤー矯正は歯の表面に「マルチブラケット」という矯正装置を取りつけ、金属線のワイヤーを通して固定し、その張力で歯を矯正する方法です。

学生時代、クラスに1人や2人は口腔内にワイヤーを這わせている友達がいたのではないでしょうか。そのブラケットを歯の裏側に装着することでより目立たなくしたのが裏側矯正です。

そして3つ目がマウスピース型矯正です。他の2つと比較して新しい技術であり、その中でも「インビザライン」と呼ばれるシステムはまだまだ新しい技術でした。

ワイヤー矯正は長い歴史を有する技術で、その専門家には大家と呼ばれる歯科医師もたくさんいます。医療の世界はご承知のとおりクローズドな世界で、権威筋から認められなければ新しい技術や知見が普及しづらい側面があります。出る杭は打たれるとの例えどおり、新しいチャレンジにはリスクを伴うものです。

しかし、導入されたばかりのインビザラインなら、私自身が日本の第一人者になれる可能性があります。

さてどうしたものか。開業したクリニックはまだまだテコ入れが必要です。ここが正念場、熟慮しながらチャンスをうかがうことにしました。

8 武者修行の旅へ

数年を経過して、少しずつですがスタッフさんも安定してきて、私の代理をしてくれるドクターも入りました。医院はスタッフさんの数を抑え少数精鋭で回していくことにして、時間ができれば、インビザラインに関する最新情報の収集など自己研鑽に充てることにしました。自分の夢に突き進むべく退路を断ち、研鑽の日々を送ることを決意したのです。1年の準備期間を経て、2008年からは海外の学会に参加すべく武者修行の旅に出ることにしました。

当初は、学会の中でもインビザラインの講演だけをピンポイントで聞き、日本にとんぼ返りするハードな行程を繰り返しました。正直な話、この段階では何も確定的な未来を発見することはできなかったのですが、ただただこの新しい治療法に興奮して帰ってくるという、ある意味幸せな日々が続きました。

アメリカの矯正歯科学会は1回の開催が4日間ほどの長丁場です。2010年からはインビザライン以外の講演も聴講しようと、4日間フルで参加するようになりました。

医院の方は、勤務医時代に知り合った若手の歯科医師に頼み込んで、自分の不在時の面倒を見てもらいました。また本末転倒ですが、あまり患者さんがいないので、私が日本にいるときに集中して治療させてくれるように頼んだりもしました。

当時、学生時代の友人は「また尾島が何かヘンなことを始めたらしい」と噂していました。しかしそんなことに構っていられません。成功の確信を求める必要があり、目の前を行き交う人々の足を止めて、自身のインビザライン矯正治療の研究テーマ海外の学会や国内の学会でプレゼンテーションする、いわゆる「ポスター発表」も行うようになりました。

返す刀で、日本の学会でもポスター発表を行うようになるのは、もう少し先2012年の話です。そのきっかけとなったのは2011年、インビザラインの権威であるドイツ人矯正歯科医師、ワーナー・シュープ先生との運命的な出会いでした。

第２章

インビザラインとの出合いと修行の旅

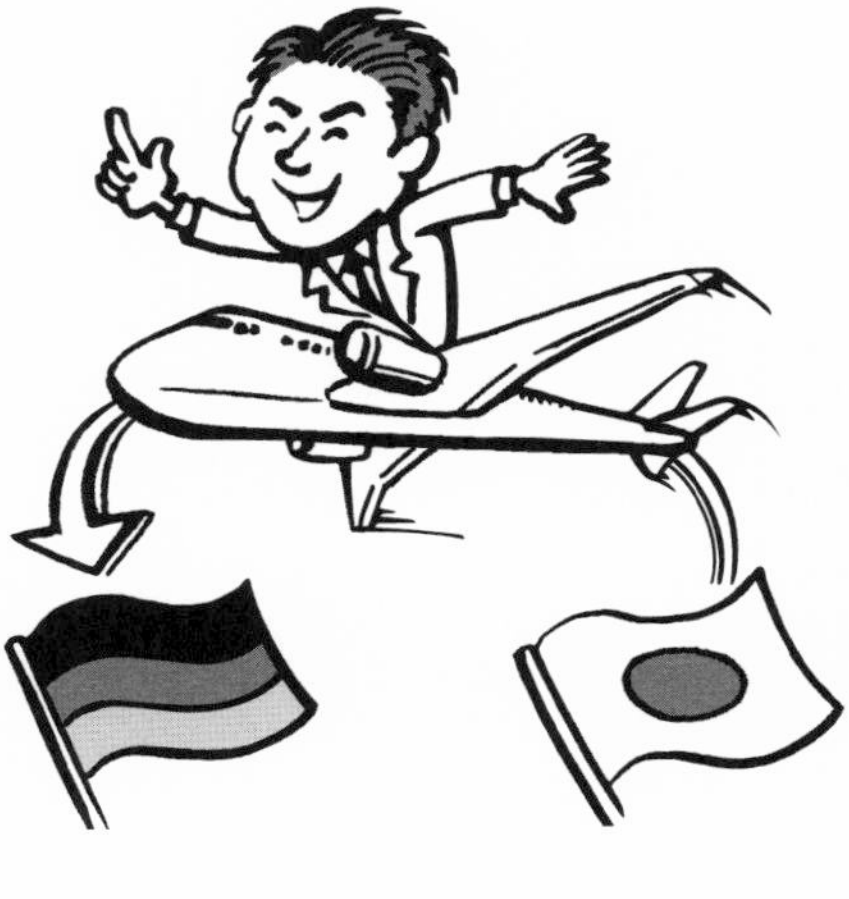

1 衝撃を受けた論文のこと

インビザラインのシステムについてご紹介しましょう。先に説明したように、マウスピース型矯正治療に分類されるインビザラインでは、アメリカのアラインテクノロジー社が開発した透明なマウスピース型の装置を歯にかぶせて少しずつ動かすことで歯を矯正していきます。ちなみに歯科の世界ではこのマウスピース型の装置を「アライナー」と呼ぶことからマウスピース型矯正のことをアライナー矯正とも呼ぶわけです。

マウスピースを装着すると1枚のアライナーで0・25ミリ歯が移動します。すると、移動した歯に合うマウスピースに交換し、これを繰り返すことで歯列矯正を行います。

そしてインビザラインの最大の特徴はデジタルシミュレーション技術を使って、当初の診断でスキャニングされたデータをもとに、患者さんの経時的な歯の移動を完全にシミュレートし、治療終了までに必要なマウスピースをフルセットが届けられることです。たいへん画期的なシステムですが、それでも、ワイヤー矯正に比べると、難しい症例もすべて治療できるのかといえば疑問だというのが、2000年代初期の私の印象でした。

ところが２００６年のことです。世界的に有名な矯正専門誌『ＪＣＯ（Journal of Clinical Ortodontics）』に掲載されたある論文に、小臼歯４本を抜歯したうえでマウスピース矯正治療を単独で行うという難しい症例が報告されていました。

当時の私自身の認識では、マウスピース型矯正治療は、軽度の歯列矯正においてこそ有効であるものの、まだまだワイヤー矯正に比べて改善の余地があるものと考えており、目のうろこが落ちるほどの画期的な論文でした。

論文が対象としていた患者さんはかなりの叢生（歯がガタガタな状態）で、部分的に歯が重なり合っているため、上の歯、下の歯の２本ずつを抜歯する必要がありました。そのうえで抜歯後にマウスピースで時間をかけて歯を移動させ、きれいな歯並びに矯正するという手法がとられました。論文には、その矯正過程が時系列に沿って写真で克明に記録されており、ガタガタな歯並びがプラスチックのマウスピースで次第に矯正されていく様子がきちんと示されていました。

学術論文とは、権威をもって査読する専門の矯正歯科医が、複数で当該論文をチェックし、疑問点があれば著者に差し戻し、これを解決する証拠の提出を求めるなど、厳しい要求をクリアし、科学的な厳密さが担保されてはじめて掲載に至るものです。中途半端な論文が日の目を見ることはありません。それだけに私の胸は高鳴ったのです。

2 成功するための3つの方程式

当時の私にとっては、自分のクリニックに患者さんがいっぱい来院していただくことこそが至上命題でした。正直な話、早く結果を出したいあまりに雑誌広告を集中的に打って、患者さんを呼び込もうとしたこともあります。しかし、そんな付け焼刃で安定した集患は難しいとすぐに判明しました。当たり前のことですが、遠回りしてでも自分が「本物」になって、評判の歯医者になることでしか道は開けないと自覚し覚悟を決めました。

2008年の正月休み。自分なりに成功への戦略を描きました。当時の私の必死な思索の結果で、成功の方程式として3つ掲げました。

1つ目は、アメリカのトレンドを日本に持ち込むことです。ビジネス一般常識として、アメリカで流行しているもの、これから流行するであろうものは、遅かれ早かれいずれ日本でも流行ります。私にとってはこれがインビザラインでした。誰よりも早く着手して第一人者になれば、患者様のニーズに合い、成功の確率が高まります。１９９８年に生まれたインビザラインの日本での導入は２００６年、始まったばかりでした。目の前に大きなチャンスが広がっています。

さらに２つ目、そのトレンド、インビザラインが日本でまだ誰も手をつけられていないことです。株式投資の有名な格言に「人の行く裏に道あり花の山」という言葉があります。ご承知の方も多いと思います。他者を抜きん出て利益を得るためには、他人と逆の道を選択したり、他人が注目していないことに注目すべきで、そうすれば大多数の人々が興味を持ったときには、すでに先行者が利得を得ているという意味です。例の論文が、日本ではほとんど注目されていないという事実に私は勇気づけられました。

そして３つ目。これがいちばん重要なのですが、インビザラインは患者さんのニーズに合致した矯正治療法であることです。この治療システムは患者さんの負担を減らし、それまで歯科矯正をあきらめていた方にご来院していただき、希望の光となり得ると考えました。歯科医師の道に進むと決意したとき、父には「患者さんにとっての良い歯医者になってほしい」と厳命され、これを父との誓いとしました。この新しい矯正治療を学ぶことで、たくさんの患者さんを助けることができると、その可能性に興奮した次第です。

3 武者修行の第一段階

ここから私の海外武者修行時代が始まります。おおよそ10年間、海外を忙しく飛び回りました。その行動パターンは、2020年からのコロナ騒ぎでトーンダウンしておりますが、いまでもインターネットを利用するなどして継続しています。この武者修行時代は3つの時期に分かれます。

第1段階が始まったのは2008年でした。とにかくインビザラインのことを学びたいと無我夢中で海外の学会に参加しました。最初のうちはインビザライン発祥の地であるアメリカの学会が中心でした。ヨーロッパよりも3年間先行していました。一般的に言えば、歯科矯正は約2年で1症例が終わります。すると、その経験の差がアメリカのアドバンテージになっていました。

ひるがえって日本とは8年間の時間差が生まれていました。この時間差をうまく利用しようと、まるで熱に浮かされたように、どこかでインビザラインの発表があれば出かけていきました。目の当たりにしたのは、治療技術の急速な進歩とその成果の手ごたえでした。

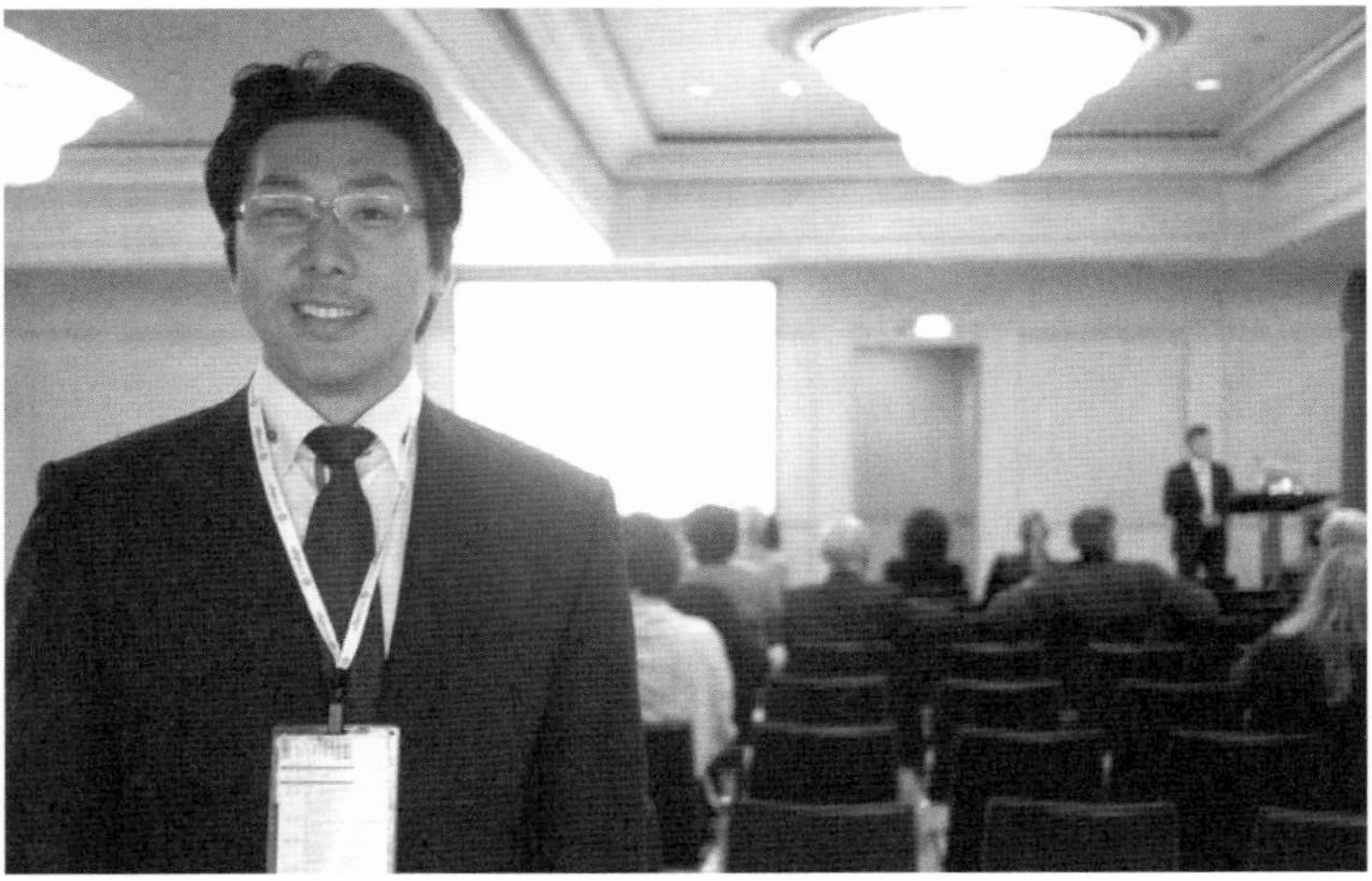

海外武者修行時代の筆者（2011 年）

いろいろな学会発表者がそれぞれ独自の見解を持ち、自分の流儀で症例の報告をしていました。最前線の凄みに圧倒され続けました。

2年ほどの時間が経過し、インビザラインの全体像が見えてくるようになると、その幅の広がりが私に不安を感じさせるようになりました。

早く確固とした技術の確立をしたいと思いながら、いま一つ確信が生まれません。学びが深くなればなるほど、先生方の発表の中身に、どこかに我流が見えてくるところがありました。信頼できる先生に師事したいと思うのですが、誰かの懐に飛び込むことには勇気が必要でした。

これには、父の会社をなくしてしまったと

いう経験も関係していました。どれほど自分が一所懸命に頑張っても、方向が間違っていればダメなものはダメで、最初から失敗が確定している場合すらあり得る。そう思う程度には、慎重な判断ができるようになっていました。

すでに、私のクリニックではインビザラインの治療をスタートしています。講演を聴いて疑問点があれば、その場で解決できるよう努めましたが、日々の臨床を充実させてくれる体験はなかなかできませんでした。

4　我が師との出会い

2011年、スペインのバルセロナで「インビザライン・ヨーロッパサミット」が開催されました。インビザラインをテーマにしてヨーロッパの名だたる先生方が集結する学術大会でした。ここで私はようやく師と仰ぐ人物と出会えました。すなわち、ドイツ人の矯正歯科医師・シュープ先生の講演を聴く機会を得たのです。

拝聴して衝撃を受けたのが、シュープ先生の治療に対するビジョンの深さでした。矯正

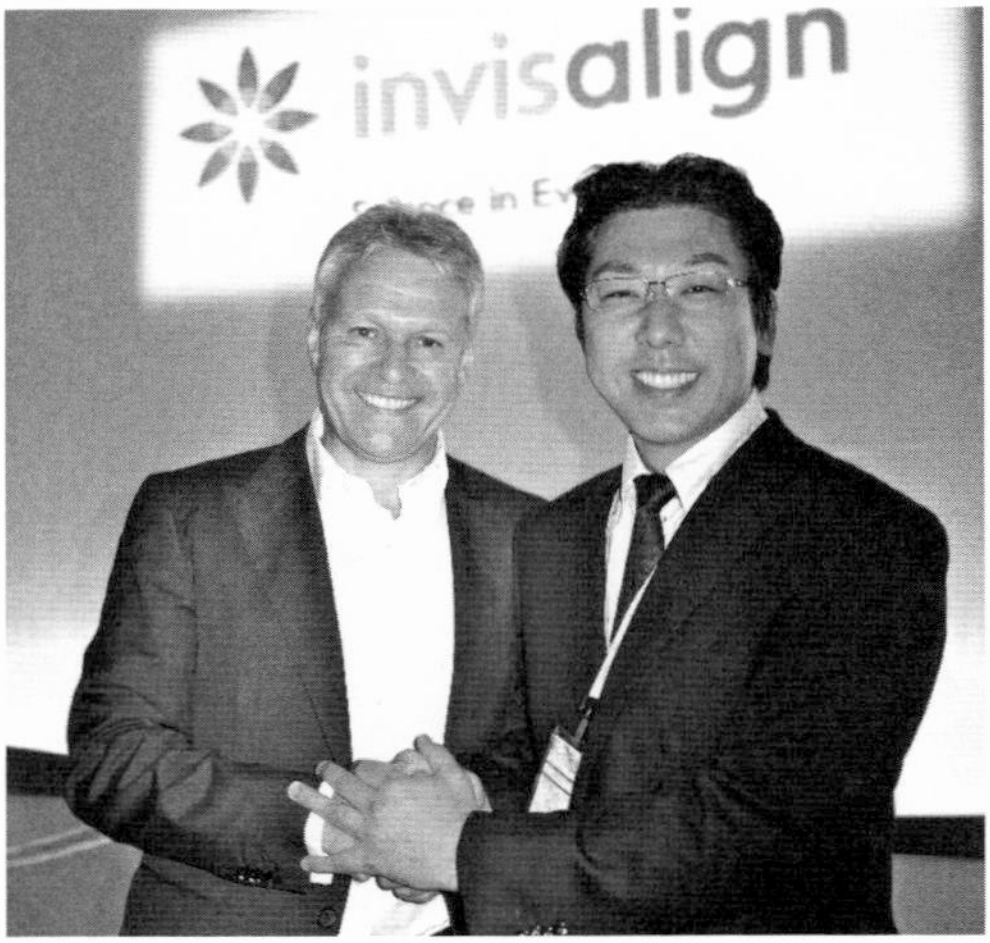

インビザライン・ヨーロッパサミットにてシュープ先生と

治療とは、ただ単に歯を動かせばいいというものではありません。歯を動かした後の咬み合わせであったり、関節の位置であったり、治療後の長期安定性であったり、考慮すべきさまざまな視点があります。矯正治療とは、自身の経験値を総動員して行う最適な選択をめぐる営為でした。そしてシュープ先生の卓抜した治療は、講演を聴くだけで充分理解できました。

この先生のビジョン、矯正治療のアプローチを自分の治療に取り入れたいと、その場で決意しました。この先生についていこう。そうすれば、自分の治療を改善するＰＤＣＡを回すことができる。スキルは間違いなく向上するだろう。そう確信した私は、まるで料理人が師匠の元に弟子入りするかのように、シュープ先生のクリニックに出入りするようになるのです。

そもそもヨーロッパには、中世以来のギルド制に支えられた徒弟制度があったからでしょうか。シュープ先生は遠い国からやってきた見ず知らずのアジア地域の日本人来訪者を温かく迎え入れてくれました。ある時、シュープ先生のご自宅に招かれ、奥様に「二人はどんなふうに知り合ったの？」と聞かれ、先生は「冗談で『来てもいいよ』と言ったら、ホントに来ちゃったんだよ」と笑われていました。「嘘から出た誠」状態でした。

5 武者修行の第二段階

ここから私の武者修行は第二段階に入ります。当時、シュープ先生は大学では客員教授という肩書を持ちながら、臨床を中心に活動されていました。とは言え、人を教えることはけっして嫌いな方ではありませんでした。「キミが学びたいのなら来なさい」と、鷹揚な構えで迎え入れていただきました。

当初は、先生との良好な関係構築をと頑張りました。

たとえば、ドイツ人の先生向け、臨床医を対象としたセミナーがあった時のことです。著名な先生ゆえに、参加者にとっては近寄りがたい先生だったのでしょう。昼食の際、皆で食事をするのですが、シュープ先生の近くの席は空いていました。

ドクターの世界はドイツも日本も同じで、取り巻きを従えてはクリニック内を闊歩する権威的な先生もたくさんいます。しかし、シュープ先生はそうではありませんでした。講義の部屋で説明用のパンフレットを自ら配るなどフランクな性格の方でしたが、どこか孤高の人というイメージがもたれているようで、周りは遠巻きに眺めるところがありました。

これを逆手にとって、私は先生の隣で食事をさせてもらいましたし、先生が配布しようとしているパンフレットも代わりに配らせていただくなどお手伝いを買って出ました。

少しでも先生といっしょできる時間をつくろうと、先生の趣味であった乗馬の練習を始めたこともありました。帰国しては千葉の乗馬クラブで練習し何とか乗れるようになりましたが、初めてご一緒したときのこと、千葉のクラブの馬とは月とスッポンのスポーツカー並みの馬をあてがわれ、度肝を抜かれたことがいい思い出になっています。

師との濃密な時間を過ごすこと。これに加えて、妙な先入観など持たず、ひたすら師の

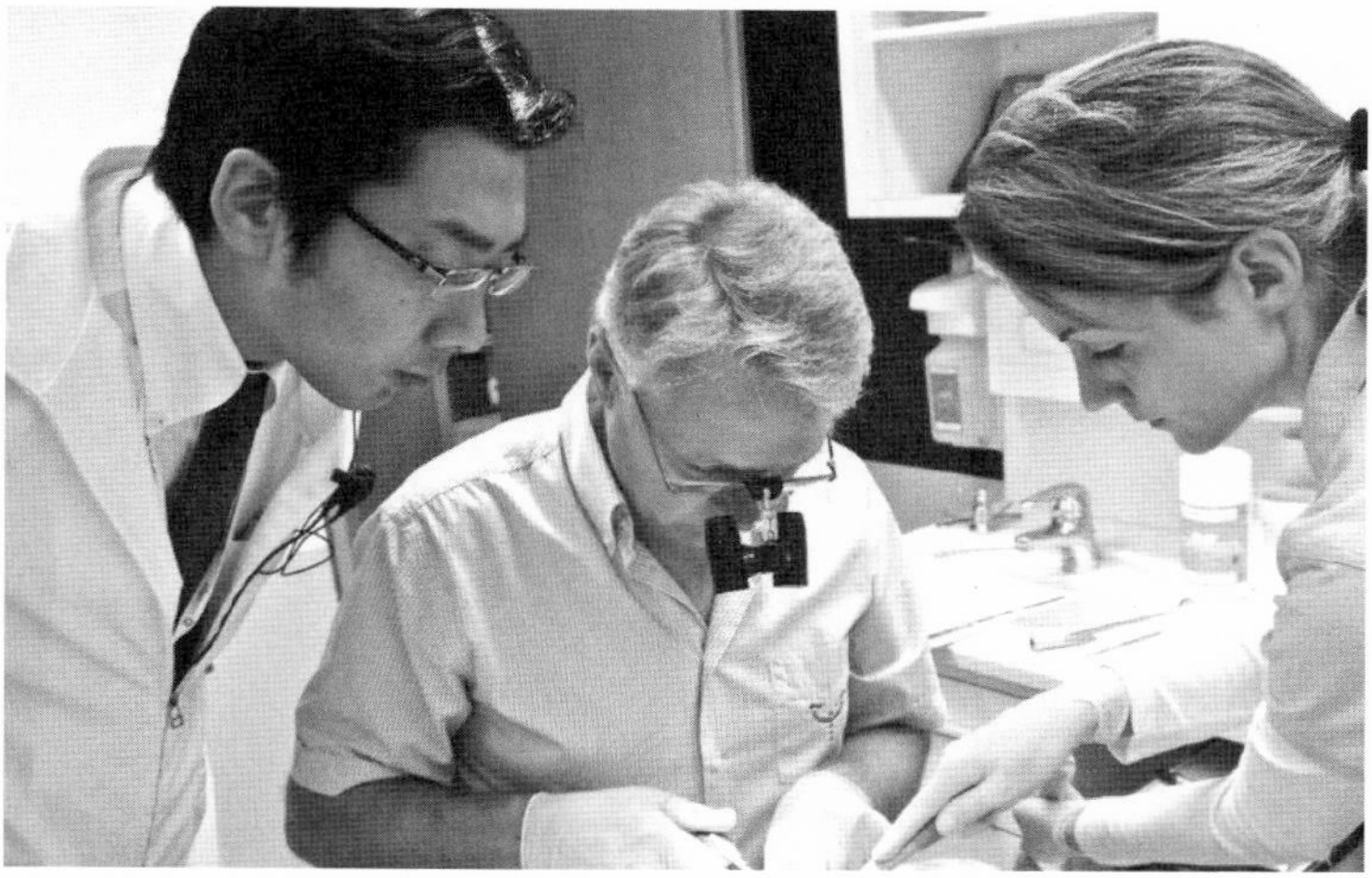

シュープ先生のクリニックでの研修

教えを忠実に守ることを自分の決まり事としました。取るに足りない自身の知見で先生とは異なる理解や選択をしてしまい、大切な時間を無駄にしたくなかったからです。

もし先生が高価な材料を使用していたならば、迷うことなく同じ材料を使用する。なぜなら先生は、何らかの理由でその材料に行き着いたはずだからです。師をもち学びつづけるとは、こういうことだと思います。

結局のところ、2011年から2013年の間、2年間で50回ほど、私はドイツ西部、ライン川流域に位置するケルンに飛び、先生のクリニックで治療を拝見する日々を繰り返しました。1回の滞在期間が5日ほど。ひと月に2回は行くので、10日×12カ月で年間

120日、2年間で240日はクリニックにお邪魔した勘定です。その間、わき見をすることなく、シュープ先生の診察とマウスピース矯正治療にどっぷりと浸かりました。

6 目指す道は同じ

ここまでお読みいただいて違和感を抱かれた方もいらっしゃるかと思います。

「最初のうちは歯科医院の開業を目指す話だったのに、いつの間にかマウスピース矯正を極める話になっている。話が変わってきているのではないか」と。この疑問に対しては、シュープ先生の実績がその答えになります。

先生はアカデミックな活動を中心に据え論文を書き、大学で教鞭を執り、研究会を主宰されています。その結果として、驚くほどたくさんの患者さんが先生のクリニックを訪れているのです。先ほど成功のための3つの方程式を述べましたが、さらにその成功を確実なものにしてくれるための条件は真摯に学ぶことでした。

流行りものをとりあえず手に取って日本に紹介するのなら、必要なのはスピードです。

いち早く日本に紹介すれば、ある程度のアドバンテージは得られるでしょう。実際、「マウスピース矯正」といううたい文句でとにかく患者さんを集めようとしていたドクターもおられました。しかしそれでは限界があります。

▼師とつき合う方法

「絶えず報告をする」。私は、シュープ先生とおつき合いするにあたって、これだけは欠かさないようにしました。日本とドイツ、大きな距離があるのは致し方ないにしても、日本に戻れば、「ありがとうございました」とすぐにお礼のメールをするし、次に行ったときには、日本で学んだことや仲間内での研究発表会の様子などをつぶさに報告しました。師への報告の中で新しい気づきが生まれることも多く、シュープ先生もそれを楽しんでいらっしゃるようでした。たまたま、学会で私が発表したときのオープニング動画を先生にご覧いただきました。すると、「なんだこれは?」と関心を示されました。動画によるプレゼンテーションはまだ珍しい時代で、当時無名だった私が、学会で人を惹きつけるには、動画で注目を集めるしかないだろうと仕掛けたものでした。これをきっかけに、先生の講演のお仕事をお手伝いするようになりました。距離が離れていても、コミュニケーションは密にできる。そう心がけて先生とは長年お付き合いをさせていただいております。

しかも医療の世界では失敗は許されません。じっくり腰を据えて学びました。結果としてはシュープ先生のもとでの修行は２０１７年まで続けました。その間には、ある程度の手ごたえも見出せるようになりました。

7 退路を断つ

２０１２年のことです。シュープ先生からある指示が出ました。それは、帰国したら日本の矯正歯科学会でポスター発表（学術展示）を行いなさいというものでした。それ以前から海外の学会ではポスター発表を行っていましたが、日本は手つかずでした。インビザラインはわが国ではまだまだ認知度の低く、学会のメインストリームからは無視されるどころか、叩かれることもありました。それならいっそのこと、海外で発表して認知度を高める方が早く結果が出せるのではないかと考えていました、先生にもそう申し上げましたが、先生は日本で発表を続けなさいと主張します。

「日本の学会で発表を続けたら、確かにキミの敵が増えるかもしれない。しかし、仲間も増えるかもしれないじゃないか。少しずつでもキミのことを知る人間が増えていくだろう。そのためにも発信しつづける必要があるのではないか」と。

先生のおっしゃるとおりでした。しばらくすると、私の話を聞きたいと有志が集うようになりました。この先生たちと「フロンティア」という勉強会を組織し、国内で活動するようになりました。

歯科矯正の世界で新しい歴史をつくりはじめている。そんな手ごたえを感じはじめたちょうどその頃、私の右腕として医院を切り盛りしながら、フロンティアでもインビザラインをともに勉強をしていた檀先生から、ある重要な問いかけを受けたことがあります。

「先生はインビザラインで世界一になりたいんですか」

「それはなりたいに決まっているでしょう」

「じゃあ、インビザライン以外の矯正治療はしちゃダメです。シュープ先生がワイヤー矯正の治療をしていたらどう思われますか？　それと同じで、尾島先生にもこれしかないという姿勢を示していただく必要があると思います」

耳の痛い話でした。実は、同僚のドクターやスタッフさんも勉強になるかと、シュープ先生のもとへ連れて行っていましたし、毎年学会でのポスター発表にも付き合ってもらっていました。しかしながらクリニックとしてインビザラインは、複数の治療のうちのひとつでした。その意味では、どこにでもある街の歯科医院と同じです。しかし、インビザライン以外の治療を行わないと宣言することは、多くの患者さんを失うことを意味します。ただ、どこかで退路を断つ必要があるとは薄々感じていましたし、スタッフさん全員に意見を求めると彼女らもそれを望んでいることがわかりました。これを機にインビザライン専門で行こうと覚悟を決めました。

それが功を奏したのでしょう。それまでにも増して、真剣に海外の論文を読み漁り、治療にまい進するようになりました。全身全霊を込めて学び、世界で一番といわれるマウスピース矯正の矯正歯科医を目指す。明快な目標を設定したことで、毎日が充実していきます。いったんは減るだろうと覚悟していた患者様の数は逆に増加傾向をたどりました。

第３章

修行の終わり

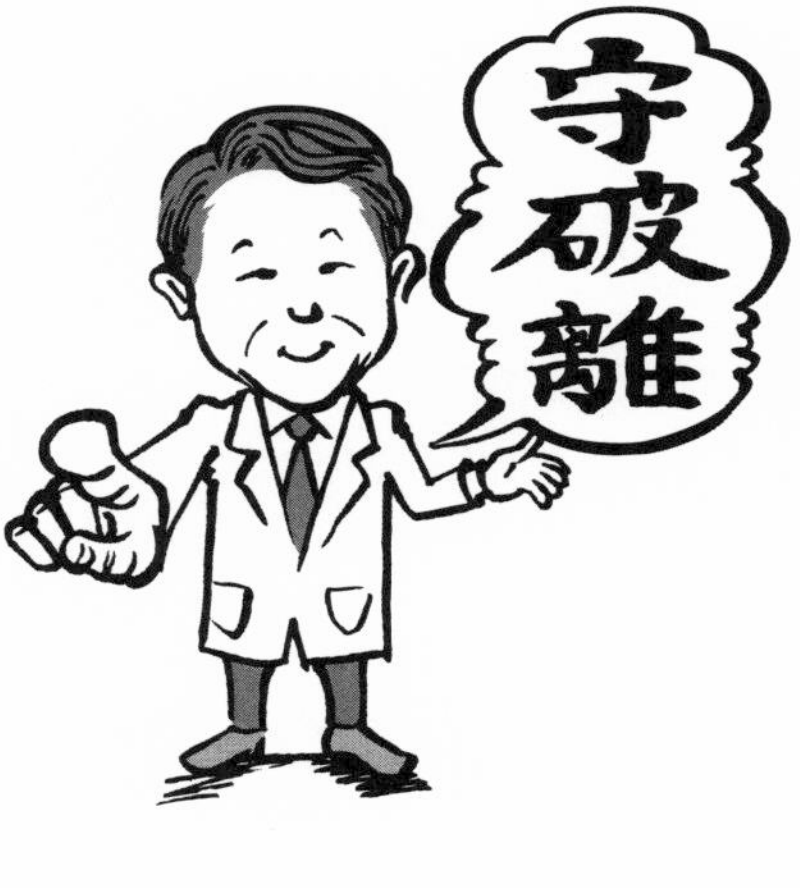

1 飛躍のために

不遜な言い方に聞こえるかもしれませんが、最初はシュープ先生とご一緒する時間は2年間と心の中で期限を設定していました。しっかりと学んだ後に、結果を一度評価しよう。自身のスキルを確認しつつ、さらにほかにも学ぶべき先生がいないかどうかもチェックしようと考えていました。

日本には留守がちにしているクリニックがあります。少々持ち直しているとはいえ、ギリギリの選択であることに変わりはありません。しかし結果は、シュープ先生のところに長い間お邪魔することになりました。

いまもなお、わが一番の師はシュープ先生です。矯正歯科医としての私の太い幹はシュープ先生からできています。しかしながらそのうち、先生のクリニックでの修行を続けて、ある程度、アライナー矯正治療の奥行きが見えてくるようになる一方で、先生の指導以外のさまざまな最新治療動向なども押さえ、我がものにするようになります。

そんな折、私があこがれるもう一人の矯正歯科医、菅原準二先生から衝撃的な一言をいただくことがありました。その言葉を手がかりに、私は次のステップを歩みだします。

2 守破離の道

菅原先生とは、東北大学の臨床助教授を務められたのち、現在は地元仙台で矯正歯科の治療にあたられる一方、私のクリニックでも顧問として外科的矯正歯科治療の患者さんを診ていただいている先生です。外科的手術を用いた矯正治療では世界的な権威です。

それは2013年の2月でした。アメリカの矯正歯科学会ウインター大会が、ラスベガスで開催され、そこで菅原先生とご一緒しました。ちなみに、アメリカの矯正歯科学会は毎年5月に本大会が開かれます。一方でウィンター大会は1つのトピックスを選択してじっくり行われる少数精鋭の大会です。この年は外科矯正治療がテーマとされ、菅原先生がメインスピーカーの1人となっていたので、私も参加することにしました。

当時、先生とはまだそれほど懇意な間柄ではありませんでしたが、その日は早く会場入りして自分の席を確保。さらに先生のお名前を書いた紙を隣の席に置き、しばらくして菅原先生を発見するや、「先生のお席も取っておきました」と半ば強引に座っていただきました。

「キミはウインター大会にも来るんだ」

と不思議そうに尋ねられましたが、

「ご講演をお聴きしたくてまいりました」

と申し上げると、少しは私のことを思い出していただいたようでした。

「たしかキミは、インビザラインのドイツ人先生のところで修行していたよね」

と聞かれ、

「ええ。シュープ先生です」

とお答えしました。

ひとしきり修行の様子などを尋ねられたのちに、先生はおもむろに、

「そろそろ尾島先生も〈守破離〉を考えなきゃね」

とおっしゃいました。守破離とはご存じのように、武道や芸事で師と弟子の関係性が時間とともに変わる、その段階を示した言葉です。

「いえ、まだまだ〈破〉は来ていないと思います」

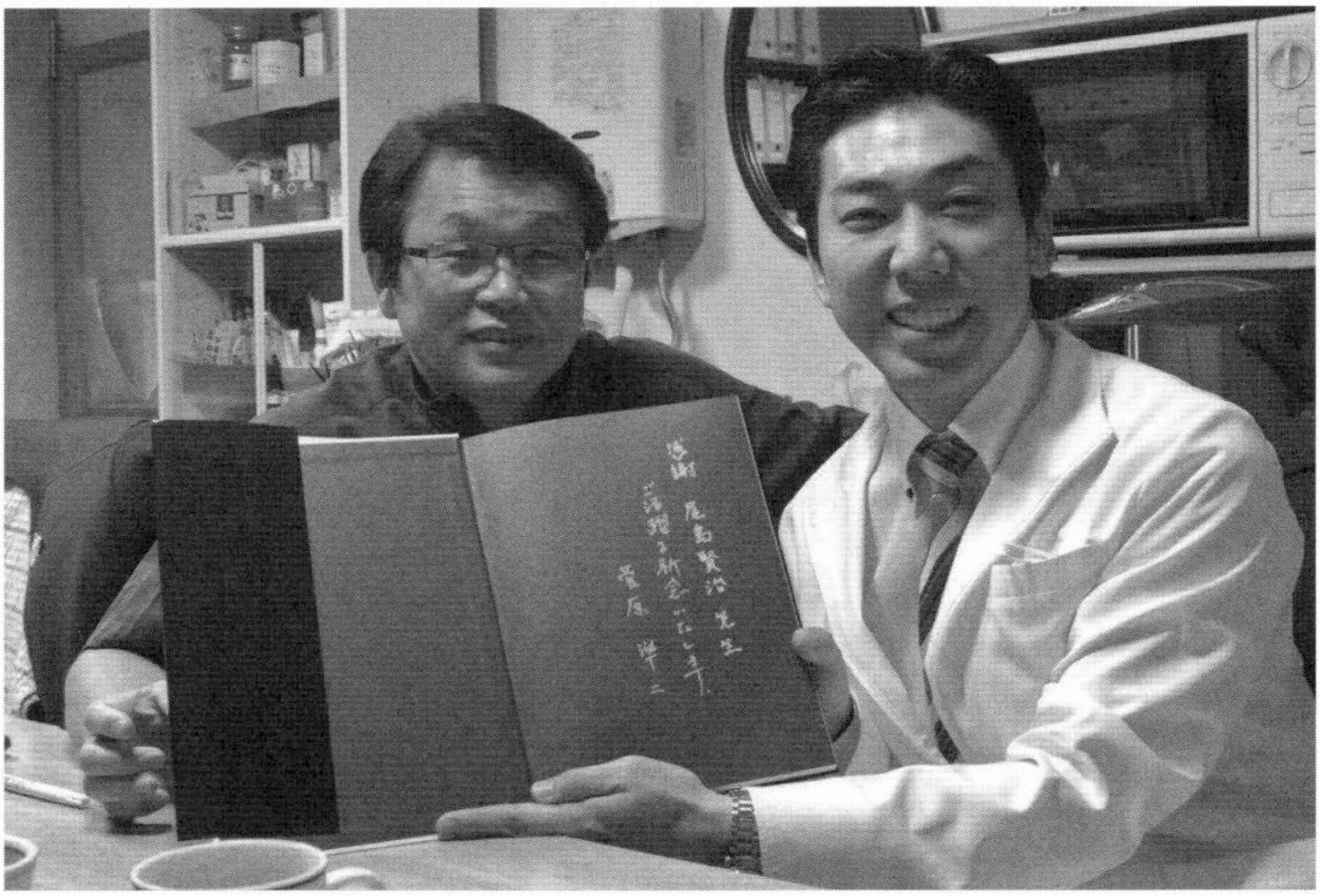

仙台の菅原先生のクリニックにて

謙遜でも何でもなく私はそう確信していました。シュープ先生の症例数や実績、経験と私のそれらとは比較にならないほどの差がありました。しかし、菅原先生は、

「いやすぐに来ますよ。むしろ、来なければ師匠だってつらいはずです」

と即答されました。

「いつまでも茶坊主みたいでは、先生だって張り合いがないでしょう」

「むずかしく考えずに、自分のオリジナリティを出してみればどうですか」

ここで食い下がりました。

「オリジナリティって、たとえば何でしょうか？」

この問いに対し、菅原先生は、

「自分がいちばん時間をかけていることとか、いちばんお金をかけていることとか……そのあたりから考えてみればいいんじゃないですか。師匠もキミが有名な歯医者になることを望んでいるはずですよ」

とおっしゃって、笑いながらその席を後にされました。残された私は一人、自分のオリジナリティを心の中に探しはじめます。

3 私のオリジナリティ

その出来事の1年前、2012年のことです。アメリカの学会の企業展示ブースで「加速矯正装置」という機器に目を止めました。インビザライン矯正を行う患者さんの口腔内に装着し、一定の振動を与えることで治療期間を短縮しようとする機械です。通常2週間に1回マウスピースを交換するところ、およそ5日間に1回と時間を短縮することができ、半分の時間で治療が終わるというものでした。

長期間の治療が負担となっている患者さんにとって大きな朗報だと、とても気になりました。医療機器はアメリカではＦＤＡ（米国食品医薬品局）の厳しい認可が下りなければ使用することができませんが、２０１１年にはその医療機器認可が下りました。

そこで、何より患者さんのためになると考え、私はアメリカに行くたびにこの機器の買い付けを行いました。日本でもまだ薬事法認可の申請中であり、評価が定まっていないことから治療費をいただくわけにはいきません。無償で治療させていただくことを前提に、患者さんの同意を得た上で臨床評価を行いました。とにかくエビデンス（科学的根拠）をつくる必要があったからです。

菅原先生の言葉を聞いたとき、この機器が私のオリジナリティのタネかもしれないと思い至りました。

ちなみに、この「エビデンス」をめぐる菅原先生の教えも今なお心に残るものです。

「エビデンスに基づいた治療は重要です。しかし、新しい治療は誰かがエビデンスをつくっているはずで、いまだ確立していない治療法ならば、自分でエビデンスをつくっていかなければならない。治療のためにエビデンスをつくるのが僕たちの仕事なのです」

菅原先生はそうおっしゃいました。最前線で治療を行う歯科医師たちは、より新しい技術を開発し、より新しい機器にトライし、患者さんの治療に取り組もうとします。しかし多くの場合は、実績がない医療技術・機器のリスクを恐れ、従来の治療法を行います。

もちろん、生身の患者さんを危険にさらしてはいけません。最新の注意を払い、安心・安全を担保したうえで、新しい技術にトライするのが歯科医の役目です。この革新を恐れない姿勢は、どんな仕事をしていても必要なことだと思います。

4〈破〉の始まり

加速矯正装置に関する私の評価はポジティブとなりました。さて、この私のオリジナリティをどうやって世に伝えるのか。そこで、この結果に関する講演や論文発表を私の課題としました。

「サージェリーファースト」という言葉があります。手術（サージェリー）を先（ファースト）に行うという意味で、アライナー矯正と併用することで困難な治療を時間短縮で実現できます。

じつはこのサージェリーファースト法による外科的顎矯正手術を世界に先駆けて発表し、

その第一人者と言われているのが菅原準二先生です。

ならば私もあこがれの菅原先生のように、尾島と言えば「○○○○」だといわれる言葉をつくろうと思いました。それが「アクセラレーション・アライナー・オルソドンティクス（Acceleration Aligner Orthodontics）」すなわち「加速マウスピース型矯正」でした。

最初の講演はその装置メーカーのブースでのものでした。アメリカの矯正歯科学会の企業展示ブースの一角で行われたその講演で、聞き手の上々の反応を得てから世界各国の学会に講演の売り込みをかけました。

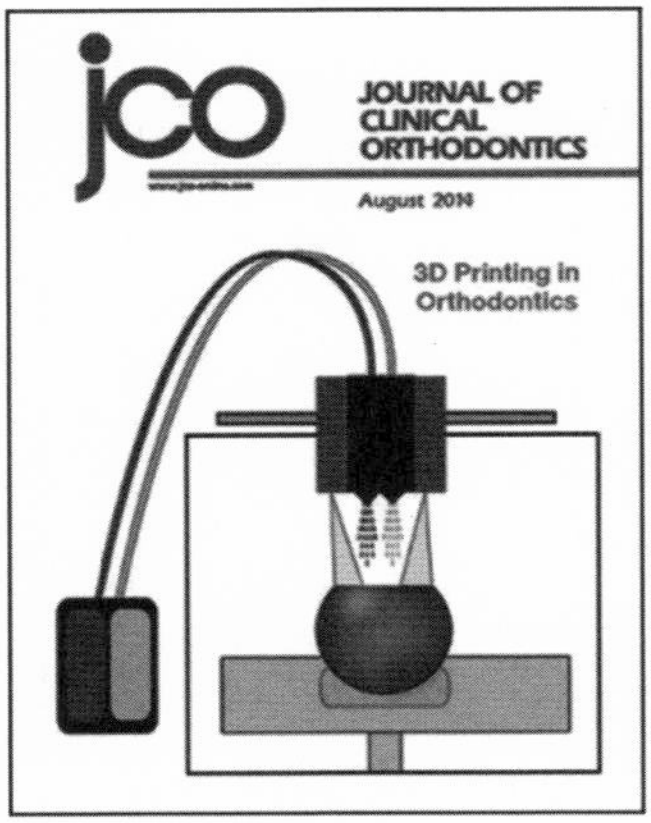

『JCO』2014年8月号

論文執筆にも力を注ぎました。書き上げた論文はシュープ先生にご覧いただき、共同論文のかたちで『ＪＣＯ』（２０１４年8月号）に発表される運びとなりました。前章でもご紹介したとおり、『ＪＣＯ』は世界的な矯正歯科の専門誌です。

自分の名前を冠した論文は一生ものです。しかも、敬愛するシュープ先生との共同論文。この僥倖に感激したことが昨日のことのように思い出されます。またこの論文発表をきっかけに、海外の矯正歯科学会から講演依頼が舞い込むようになりました。ようやく自分の行く末にめどが立ってきた気がしたものです。

こうした私の行動が、守破離の〈破〉に進む第一歩となりました。同時に、これが修行時代の終わりの始まりでもありました。

＊註　加速矯正装置はアメリカ、ヨーロッパ、アジア（日本と北朝鮮を除く）の各国で普通に使われていますが、日本では残念ながらいまもなお、薬事法の認可が下りていません。当時の私の論文や講演は、世界の矯正歯科医師たちに評価が得られたと自負しておりますが、日本の矯正治療の現場では大きな力になっていないことが残念でなりません。

5　世界の学会に認められた

2014年は私にとって、大きなイベントが目白押しの年になりました。

まず8月に、シュープ先生との共同論文が『JCO』で発表されました。これが後押しとなり自分から売り込んでいた講演がむしろ先方から講演依頼が来るといったように、状況が変わってきます。また日本の矯正歯科専門誌である『JOP（Journal of

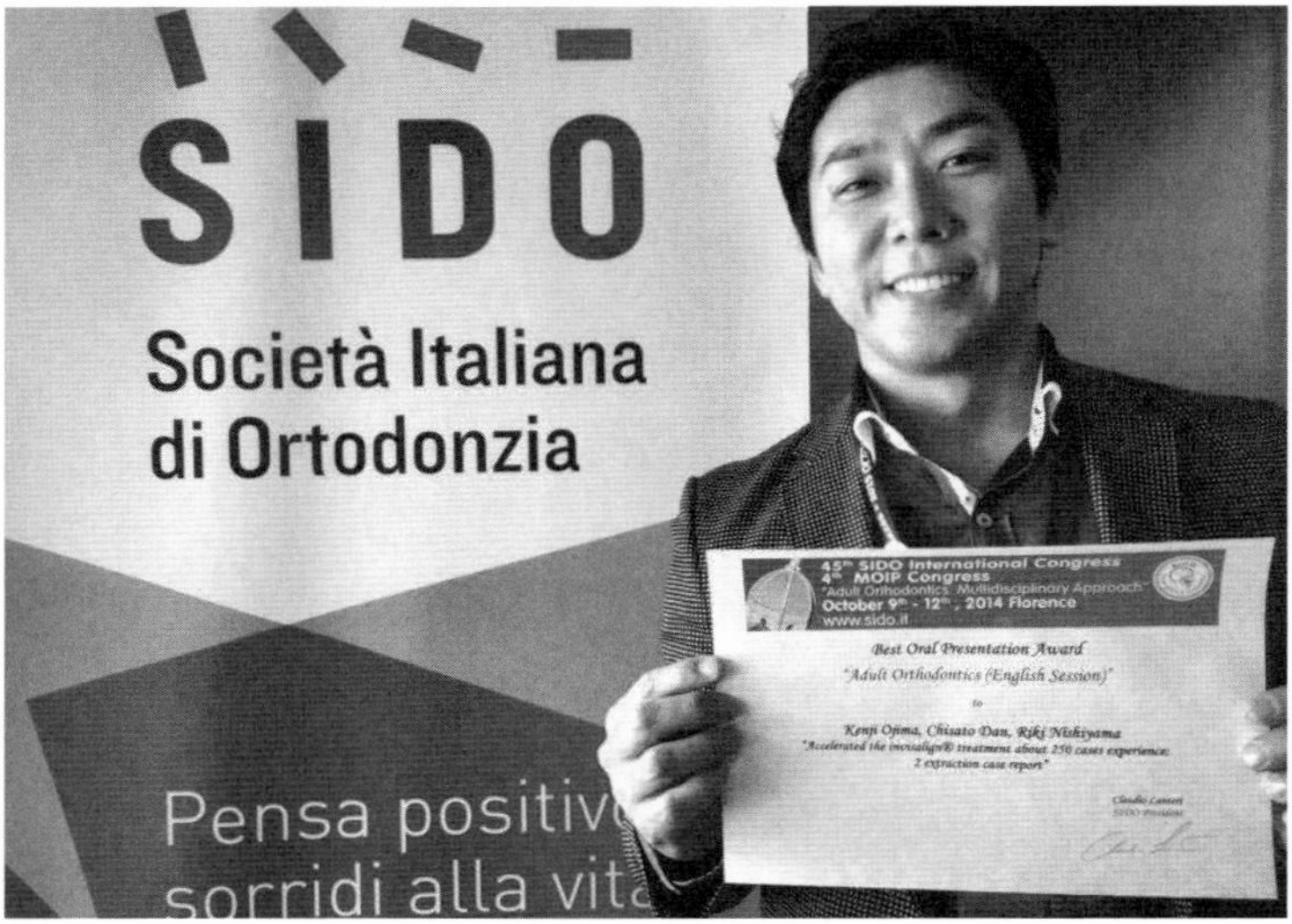
SIDO
Società Italiana
di Ortodonzia
Pensa
sorridi alla
45th SIDO International Congress
4th MOIP Congress
"Adult Orthodontics: Multidisciplinary Approach"
October 9th - 12th, 2014 Florence
www.sido.it
Best Oral Presentation Award
"Adult Orthodontics (English Session)"
to
Kenji Ojima, Chisato Dan, Riki Nishiyama
"Accelerated the invisalign® treatment about 250 cases experience:
2 extraction case report"

2014年イタリア矯正歯科学会にて受賞した賞状を披露

Orthodontic Practice)』にも寄稿し、同年の５月号から２０２０年の12月号まで、40号以上連載しました。

講演に関しては、この年10月にイタリアの矯正歯科学会で講演することができ、その内容が評価され、幸運にも「ベスト・オーラル・プレゼンテーション賞」を受賞する栄誉に浴しました。

その翌月には、シュープ先生の後押しもありドイツのアライナー矯正歯科学会で講演をします。その後は世界中からお呼びがかかるようになりました。

また国内ではこの年の年末、日本アライナー矯正歯科研究会を設立して、国内の矯正歯科の世界でもマウスピース型矯正の存在感を示す活動を開始しました。世界的に見ても、各国でアライナー矯正を専門とする学会が設立されるようになり、2016年には第1回ヨーロッパアライナー矯正歯科学会が開催されます。するとこの学会からも講演依頼が来るようになりました。

当時、先進国でアライナー矯正歯科学会が設立され、新しい時代の幕開けを感じました。そして、各国の矯正歯科学会でもアライナー矯正の講演が徐々に増えていました。たとえば、イタリアの矯正歯科学会で賞をいただいたこともあって、その後も私は毎年連続してイタリア矯正歯科学会から講演依頼をいただいています。

2017年には、イタリアのトリノ大学の矯正歯科学科から特任教授への就任要請を受けました。トリノ大学はイタリアの名門大学ですが、アライナー矯正にも力を入れていて、矯正歯科学科内で複数のアライナー専門家が研究活動を行っています。

6 我がクリニックの進化

2014年くらいになると、私のクリニックも少し経営が安定してきます。

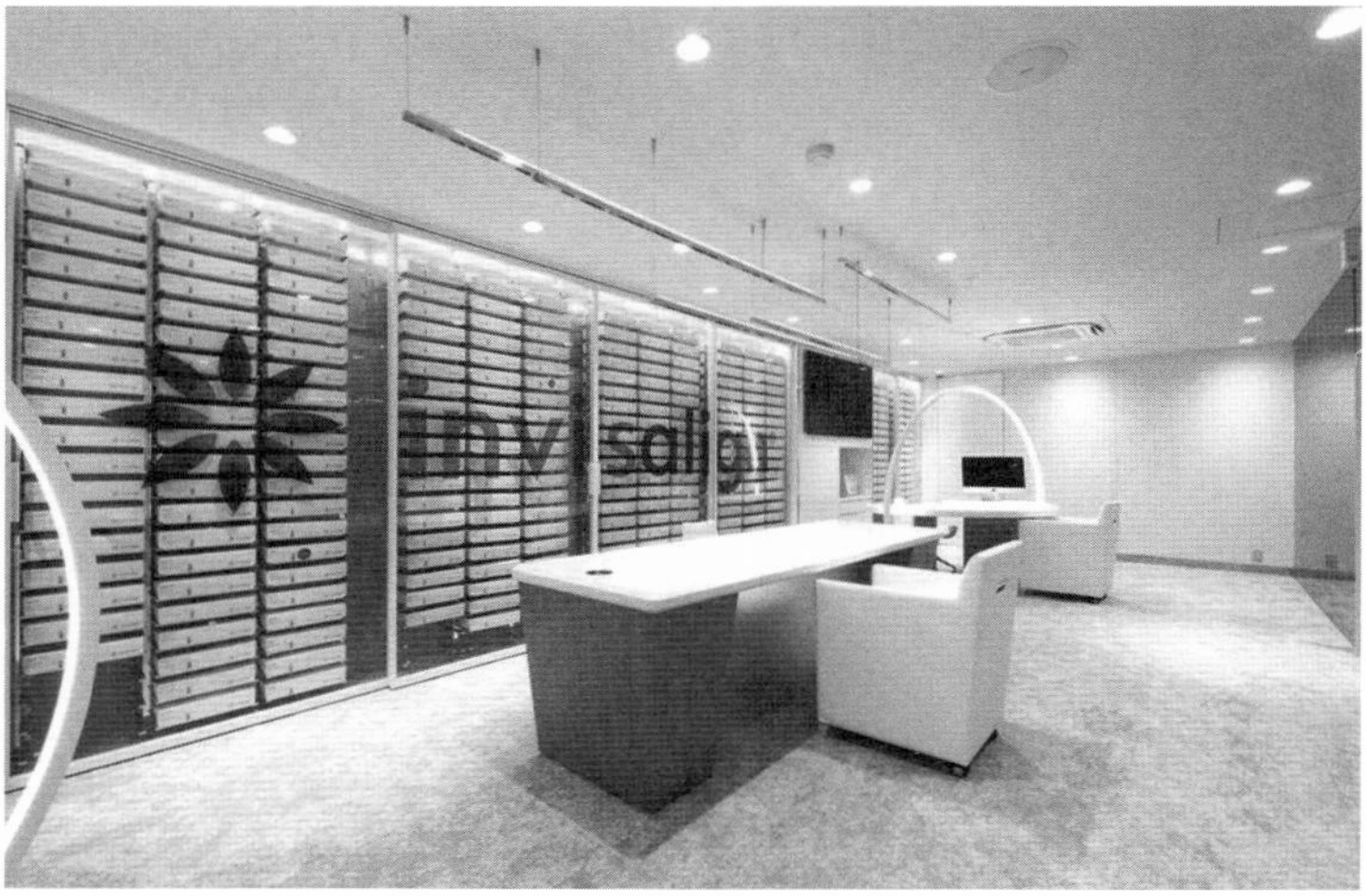

2007年に開設された本郷さくら矯正歯科

そのきっかけは私がシュープ先生のもとに修行に出る直前、インビザライン・システムに大きな変化が起こったことです。口腔内の三次元画像をスキャニングするスキャナーがようやく日本で使用できるようになったからです。

最初のうちは、患者さんのマウスピースをつくるのに、粘土のような材料を使って歯型をとり、これを航空便でアメリカに送り、スキャニングしてデータ化するという工程をとっていました。インビザラインはデジタル技術の最先端を駆使するシステムとされていましたが、当初はその入り口だけはアナログが残っていたわけです。

このスキャナーの登場で、インビザライン・

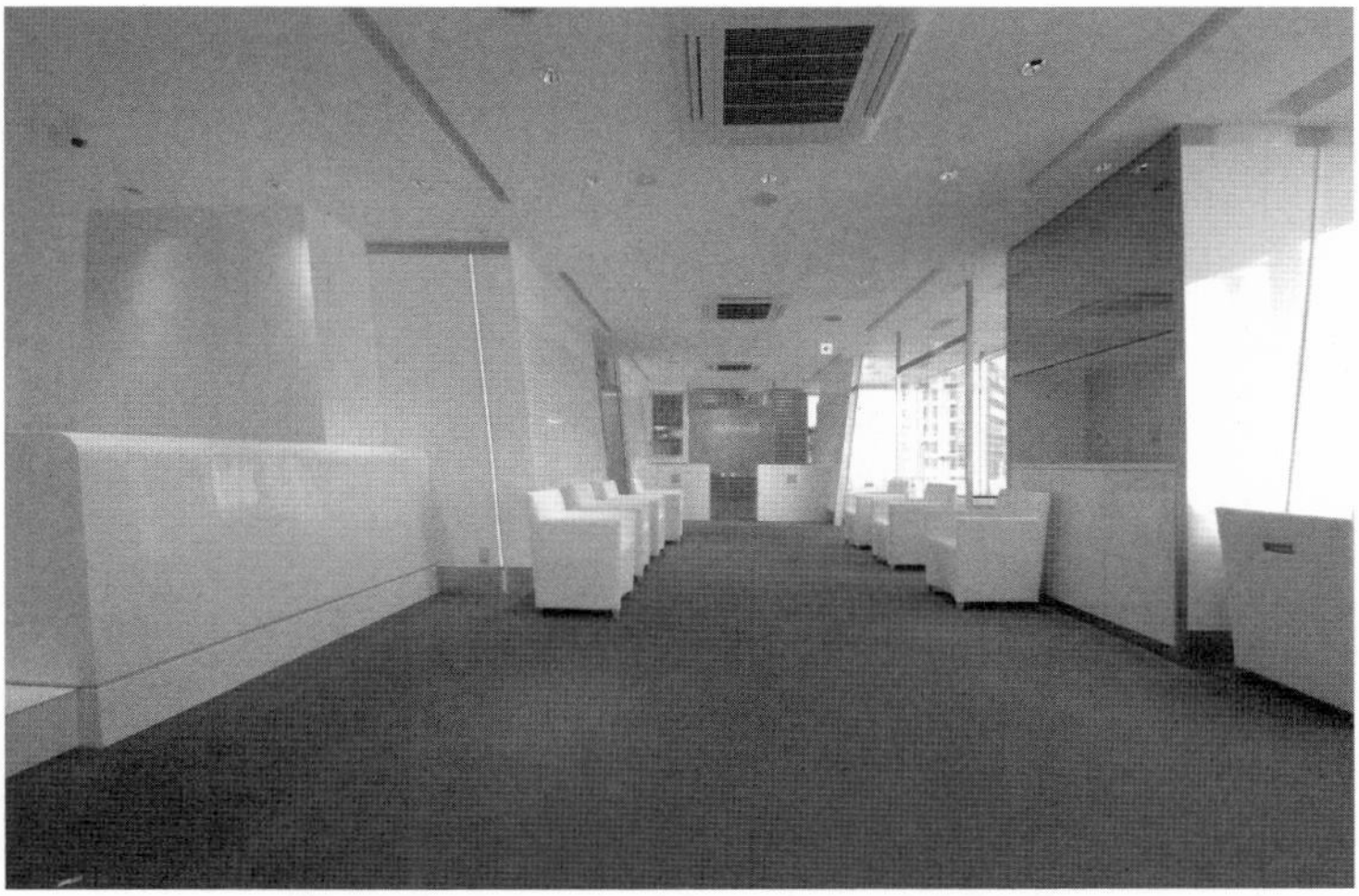

2014年開設のスマイルイノベーション矯正歯科・新宿

システムはフルデジタルのシステムになりました。

いまは、患者さんがお口を2分間ほど開けているだけでスキャニングが終了します。かつては一定の時間、粘土のような材料をかみしめながら放置されていたわけで、それなりの侵襲性（治療等で身体に及ぼす物理的な負担や影響）は避けられませんでした。この負担軽減は大きく、しかも粘土の歯型を送っても、きちんとした口腔内の再現ができていなければやり直しになることもあります。これがデジタルならば、データをアメリカに飛ばせば簡単に変更できるわけです。

スキャナーがアメリカでのお披露目は2010年でしたが、日本でも使えるようになったのが2014年でした。この間、私はシュープ詣でを繰り返し修行に明け暮れ、治療のスキルを磨いていたわけで、次第に歯並びに悩む患者さんの間で評判を得るようになっていきます。

また、加速矯正装置の評価テストも順調に推移して、正式な治療の武器となりました。こうしたことから患者さんの数も増加していきました。

私が海外講演で忙しくなるころには、3人の歯科医師が医院に常駐し、留守にしていても安心して任せられる体制が整いました。

もうひとつの進化としては、菅原先生にお願いして外科的治療とインビザラインの連携を行うようになったことです。そのために、2つ目のクリニック「スマイルイノベーション矯正歯科・新宿」を開院します。

菅原先生は2週間に1回、私どもの医院に来院されて患者さんを診察し、外科手術を行いアライナー矯正へ移行するまでの流れについて連携をとります。ご自身は海外に出かけるか仙台で治療されることが多く、手術は菅原先生の信頼が厚い都内大学病院のドクターが執刀することになります。菅原先生は診察、診断、治療計画、そして手術後の数カ月、ワイヤー治療を担当してくださいます。

この外科的治療との連携も２０１４年にスタートしたものです。振り返ると２０１４年という年は、私自身のみならず、私のクリニックにとっても大きなターニングポイントとなったと言えそうです。

7 アメリカ矯正歯科学会からの講演要請

２０１６年のことでした。ある時シュープ先生が

「キミ、いつまでボクのところに通ってくるんだ？」

と聞くので、

「さあ、いつまでなんでしょうね。わかりませんね」

と正直に申し上げますと、

「じゃあ、僕が教えているインスブルグ医科大学にも勉強に来たらどうか」

とおっしゃいます。

これを渡りに船と、私は修士課程の資格を取るべく、オーストリアのこの大学で2年間

かけて、シュープ先生から改めて学びを与えられました。この時期は毎月1週間、オーストリアとドイツを行き来しながら授業と実技を学び、また日本に戻るという慌ただしい時間を過ごしました。

弟子としては師匠からの学びの集大成といったところでしょうか。2018年には、めでたく修士課程を取得することができました。

大学時代の親しい仲間内の間で、「カネなし・コネなし・学歴なし」でなんとかここまではたどり着いたと語ったことがありました。「ちゃんと大学は出ているじゃないか」と言われましたが、残念ながら世界では日本の大学はほとんど知られておらず、学会で発言しようにもなかなかハードルは高いというのが、私の経験から言えることでした。

金銭的余裕がないなかで格安航空チケットを手配しては世界に飛び出しました。人脈がないなかでお会いできたシュープ先生や菅原先生の知己を得て、人脈を少しずつ広げていきました。

まさにたくさんの幸運に恵まれましたが、自分の行く末を見定めてあわてずじっくりと歩んできたことがよかったのではないかと思います。その間、家と子どもたちを守ってくれた妻にはたいへん感謝しております。

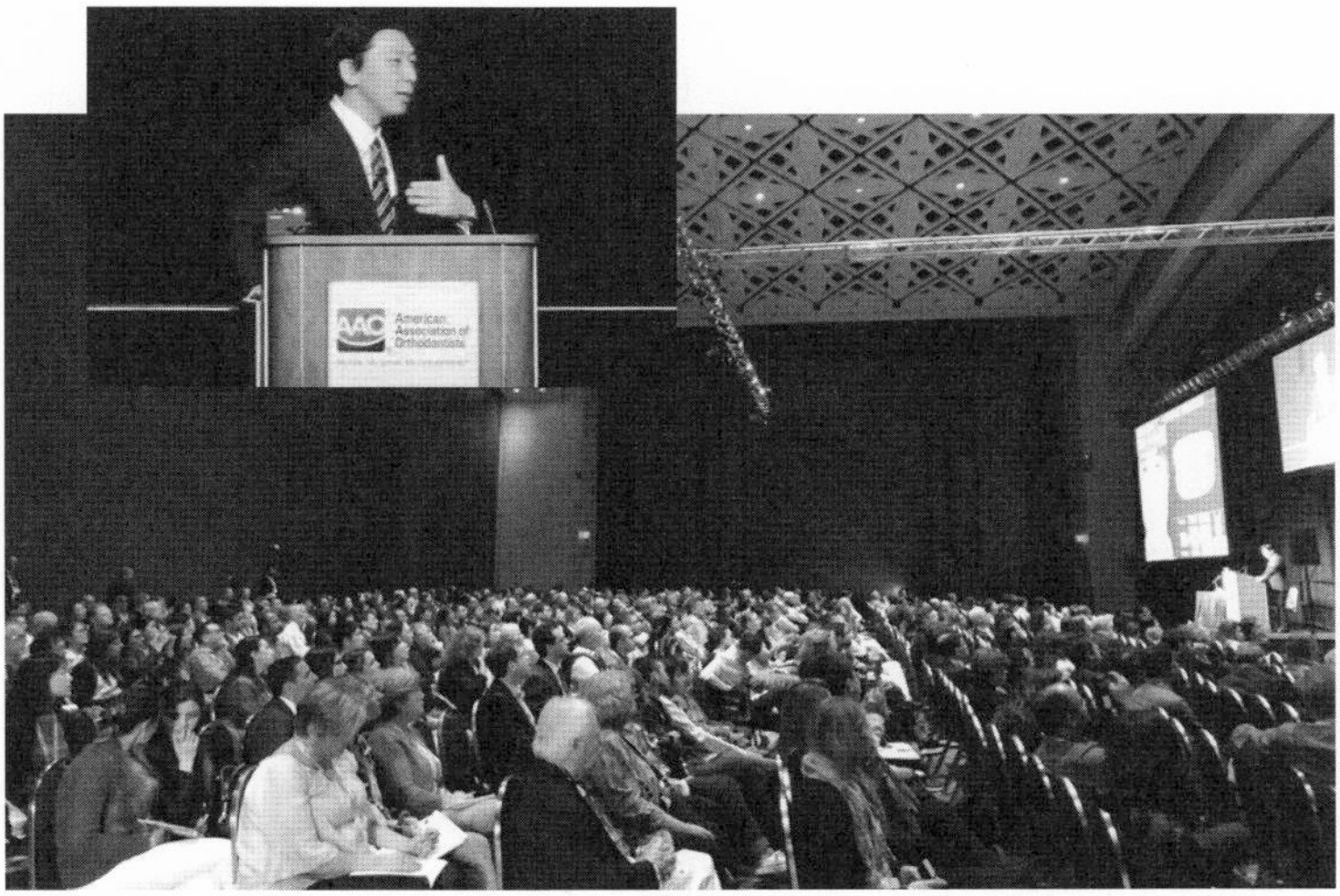

2018年アメリカ矯正歯科学会でのドクターセッションでの講演

２０１８年には、もうひとつうれしいことがありました。アメリカ矯正歯科学会で、インビザライン矯正の分野では日本人で初めて招待を受け、ドクターセッションで講演を行ったことです。世界の矯正歯科学会のなかでも、アメリカ矯正歯科学会はその規模も質もトップクラスです。

ワシントンＤＣで開催され、開催期間は４日間。同時に４つの部屋で講演が行われます。従来のワイヤー型矯正からアライナー矯正、裏側矯正など、さまざまなトピックで、トータル１５０名ほどが講演を行いました。

私の講演は、約１５００名が収容できる大きなホールで行われました。ずっと雲の上の存在であったあこがれの菅原先生と同じ土俵に立つことができた、記念すべき日となりました。

8 ビジネスとしての矯正歯科

繁盛するラーメン屋をつくるにはどうしたらいいかという質問を、歯科医の先生方にぶつけたことがあります。その答えは、「成功した実績のあるラーメン屋に修行すればいい」とか「自分なりにおいしいラーメン屋を探してその味のマネをする」などといろいろな意見が出ました。

しかし、いまのビジネス常識での正解は少し違っています。

最初にお金を出してくれる人を探しだします。次においしいラーメンを作る人を引き抜くか、もしくは募ります。複数のラーメン達人を引き抜いてレシピも開陳してもらいます。資金的余裕があればそれも可能でしょう。さらに、不動産会社かデベロッパーと組んで、開店する候補地を複数ノミネートします。レシピがたとえば5個出そろったら、一挙に5

店舗の店を開店し、大々的にプロモーションをかけます。

この話をすると、ほとんどの歯科医は意外な顔をします。そんな発想ははなから持ち合わせていないからです。歯科医は一般に、自らが職人として自分の腕で患者さんを助ける。その結果として自分の医院が繁盛するという考え方を取るからで、世間一般のラーメン屋さんの達人がもつ発想と同じなのです。

一方では、投資家とデベロッパーと言うことを聞いてくれる職人さんを集めて一挙に事業を展開すればほぼ成功が見えてきます。修行も学びもビジネスにはあまり関係ないのです。

じつはこういった動きは歯医者の世界でも起こっています。医療費削減がうたわれる今日、保険診療をメインで医院を経営しようとすれば大資本に太刀打ちできません。現にチェーン店のような歯科医院はすでにたくさんあります。

私がこれまでご紹介してきた私の道のりは、それとは真逆のものです。自分の武器を持ち、力を高めて勝負する。職人の道を突き進むというやり方です。

どちらが望ましいと申し上げているわけではありません。いまの時代をよく眺めて自分の立ち位置をきちんと認識する必要があるのではないかと、問題提起しております。

もし職人として生きるのなら、成功するためには、最初に申し上げたように「本物」でなければいけません。しかしここまでの話で、ずいぶんと遠回りしているのではないかと思われる方もいらっしゃるでしょう。正直な話、自分でも回り道が過ぎると反省するところもあります。幸運が後押ししてくれた気もしますし、反面教師程度に思っていただければありがたいです。

しかしながら「虚仮《こけ》の一念」とはよく言ったものです。「虚仮」とは絵空事の意味です。雲をつかむような夢でも、心を込めて行えば何とかなるのです。

第4章

師との出逢い、成長の時間

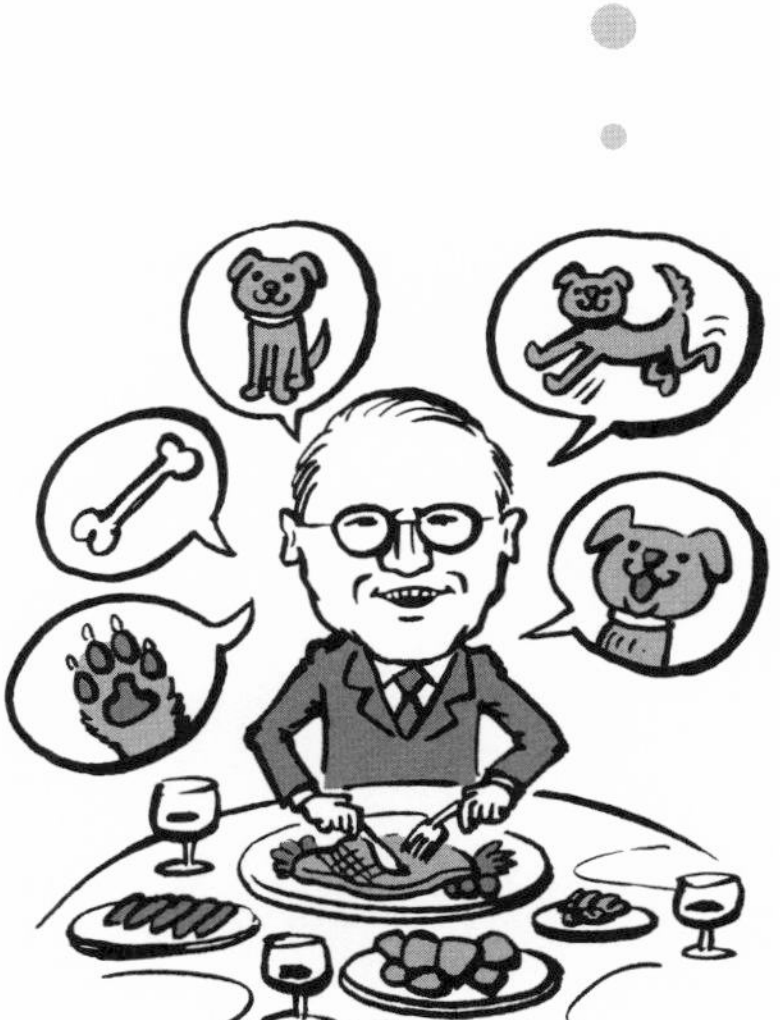

ここでどうしても述べたいのは、師との出会いとその交流です。私には矯正歯科の恩師が3人おります。

シュープ先生には突然の願いを快く受け入れてくれて、長く指導していただきました。また、菅原準二先生は現在、医院での治療面でお世話になっているばかりか、私の学びの面でも生き方の面でも、要所で重要なアドバイスをいただいている方です。さらに本章最後のご紹介するラビ・ナンダ先生です。

この3人と出会わなければ、いまの私はないと言っても過言ではなく、人生をよりよく生きるためには、かけがえのない師を見つけ、出会い、教えを自分のものにすることにかかっていると確信しています。

矯正治療という幅広く奥行きのある世界で知識も経験もない自分が、一刻も早く結果を出す必要がありました。しかも誤解を恐れず言えば、そのために師の一挙手一投足を真似る必要があったのです。

打算めいた印象を持たれるかもしれませんが、少し違います。全幅の信頼を寄せて師のすべてを受け入れる――守破離の〈守〉に徹することからしか修行は始まりません。

私と師との関わりの一端をここにご紹介し、皆さんのご参考になればと考えた次第です。

1　フェイスブックが取り持つ縁

シュープ先生に受け入れていただいたのは、実はフェイスブック（以下「ＦＢ」）がきっかけでした。２０１１年のスペインで初めて先生の講演を聴いて衝撃を受けたとき、講演後、先生にご挨拶する人たちの列に加わり、かろうじてご一緒の写真を撮らせていただきました。当然、あっという間の出来事でした。

しかしながらこの写真を使って日本に戻る直前には、ＦＢで添付した写真とともに、１週間後に先生のクリニックへお邪魔したいというお願いをお伝えしてみました。日本に到着したときには「承諾した」との返信がありました。

ＦＢは、２００４年に誕生したＳＮＳで、当初はハーバード大学の学生のみが会員になれるクローズドな組織からスタートしています。

その特徴はご存じのように、実名で登録することで、まさに同窓の大学生が互いのプロフィールを知り、ネットワークを形成するためのツールとして使われたのが出発点でした。

ちなみに日本では、２０１０年にアメリカ以外で初の海外法人、フェイスブックジャパンが誕生しています。

こちらは世界どころか、日本でも無名の歯科医です。正直な話、断られてもダメ元という気持ちがありましたが、一方では夢想に近い勝算もありました。

というのも、遠いスペインで開催されたその学会は、アライナー矯正に特化したマニアックな学会でした。そこにわざわざ日本から単身乗り込んだという時点で、不審がられたり、警戒されるといったハードルは下げられているはずだと信じました。さらに、講演後にいっしょに撮影させていただいた写真をつけてメッセージを送ったことで、「あのときの日本人だ」と一目でわかってもらえるはずと考えたわけです。

アライナー矯正の道を究めたいという思い。私の技術を高めてくれる師を見つけたいという願い。その願いを実現できるのはシュープ先生しかいないと直感していました。その熱い思いを迅速に伝えるのにＦＢが最適でした。

私が先生のクリニックを訪れるのはその1週間後です。このスピード感はたしかにＦＢのおかげです。ただ、事前の準備もなく唐突にＦＢで「先生のクリニックに伺いたい」とメッセージしても驚かれるだけでしょう。きちんとステップを踏んだこと、熱意を伝えたことが成功の要因だと思います。デジタルコミュニケーションは使いましたが、対面でのごあいさつは重要でしたし、その出会いに感謝する気持ちを表すためにまたデジタルツールを使う。この流れこそが不可欠なのです。

忘れていけないのは、人とのつながり、思いがまず先にあってからのＦＢであり、デジタルツールはあくまでツールでしかないことです。

2 一芸で師からの関心を買う

もう一つ。シュープ先生に懇意になるきっかけが動画作成でした。シュープ先生のもとで勉強する以前から、私はアメリカやヨーロッパの学会でポスター発表をできる限りこなしていました。

ポスター発表は「学会展示」とも言われていて、会場に自分のポスターを貼ることだけで終わる発表者もいるのですが、私は必ずポスターの隣に陣取り「何かご質問はありませんか」などと、行き交う人に率先して声をかけるようにしていました。なんとか尾島賢治という存在を学会の皆さんに知っていただきたいという願いからです。

さらに注目を集めたいと、動画によるプレゼンテーションをするようになりました。父の会社を引き継いだとき、他の人と違ったプレゼンテーションで受注を引き出そうと、動画作成にチャレンジしましたが、この手法を再び、今度はプレゼンテーションのオープニング・ムービーで行ったわけです。

シュープ先生にも学会での発表の様子を報告しようと、この動画も見ていただいたのです。先生はその動画を見てたいへん驚かれました。そして、動画の効用を認めた先生から「僕も使ってみたい。次の学会での講演の動画をつくってくれないか」と依頼されるようになったのです。

一も二もなく、先生の発表用の動画をつくるようになると、シュープ先生は自身の友人たちに私のことを「ケンジは日本のスピルバーグだ」などと紹介してくれるようになりました。

さらには、そのご友人からも動画作成を依頼されるようになり、人脈を広げる良い機会になりました。こうしたことがシュープ先生やその周辺の先生たちと仕事でご一緒する大きなきっかけを生んでくれたのです。

3 師を中心として同好の士が集う

2013年にシュープ先生が初来日をされました。というのも、先生は中国北京にある首都医科大学の客員教授をされていて、その関係で中国の矯正歯科学会から講演を依頼されたからです。ついでに日本にも立ち寄るとおっしゃるので、せっかくならと私が日本での講演を企画しました。

オーディエンスの中心は、インビザラインとシュープ先生の教えを日本で広めようと、仲間を募って始めた「フロンティア」のメンバーです。

シュープ先生の直接の講演を同好の士である日本のドクターたちとも共有し、わが国のインビザラインの普及に役立たせようとしました。かつて、アライナー矯正をもっと普及させるために仲間を増やせというシュープ先生の教えを守り、活動してきた成果をご覧いただく機会でもありました。

講演は11月28日、東京大学で「フロンティア・ジャパン・レクチャー」と銘打ち開催しました。

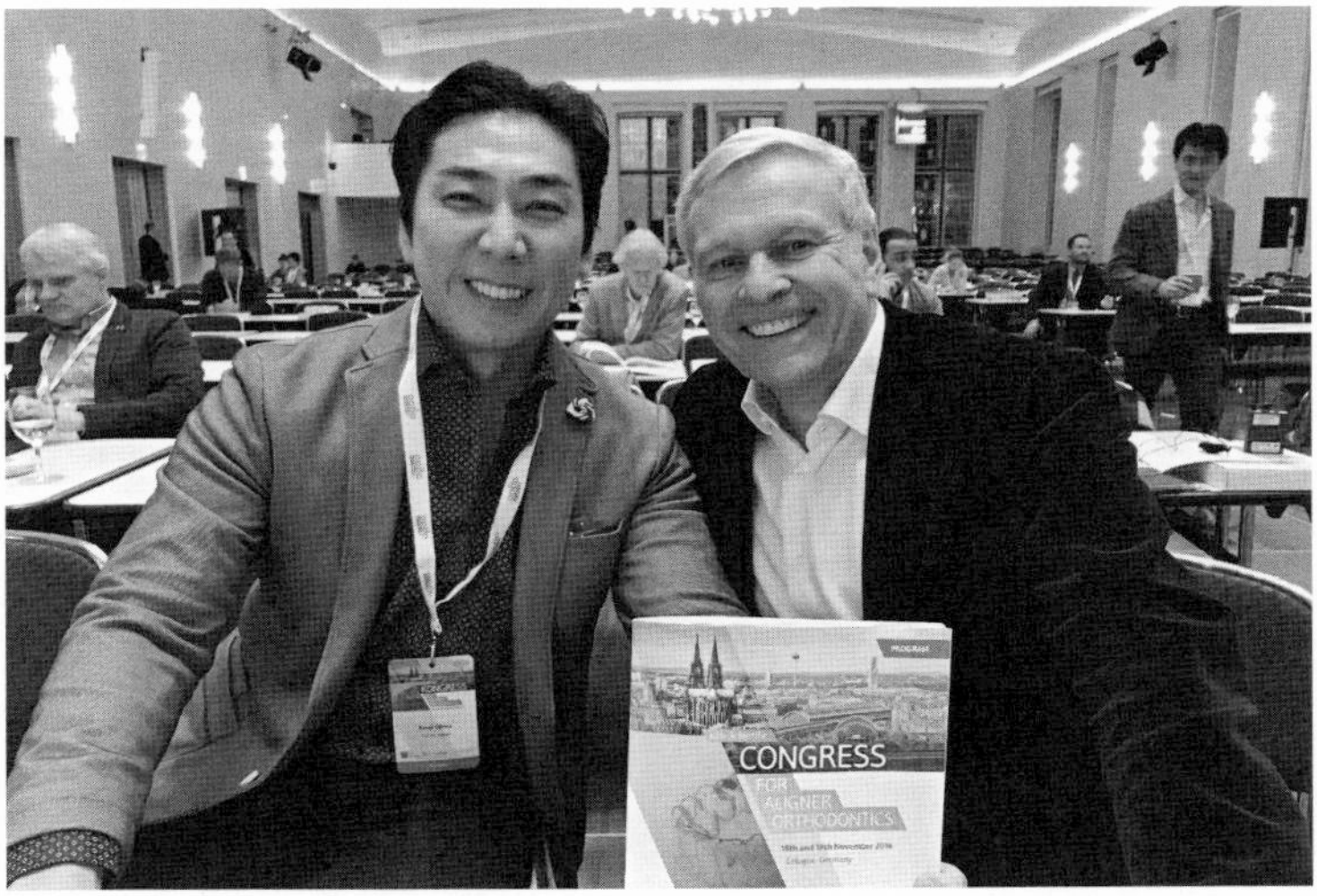

2012年、ケルンで開かれたドイツアライナー矯正歯科学会にて

これがきっかけとなってインビザラインの国内での講演活動に弾みがつき、翌2014年12月にフロンティアを母体として「日本アライナー矯正歯科研究会」を設立する運びになります。

さらに翌年には、シュープ先生との共著を上梓しました。先生の2600という膨大な症例をもとにしたインビザライン治療の教科書です。『アライナー矯正治療』、A4判326ページの大著で、先生と私でともにつくりあげた作品にすることができました。日本語にするのに研究会の皆が手伝ってくれました。

シュープ先生とは現在もなお、海外の講演でごいっしょすることが多く、旧交を温め合う関係が続いています。

4 学会という実力商売

菅原準二先生は、私にとってイチロー選手のような存在です。現在は、海外講演を引き受けるかたわら、アメリカのコネチカット大学の臨床教授として後進の指導に当たられています。菅原先生は世界の矯正歯科学会であまり存在感のない日本人の中にあって、ずっと輝き続けている数少ない日本人歯科医師の一人です。

とくに矯正歯科医師にかぎらず、日本の学者研究者は、昔から海外の最新事情をいち早く察知し、それを自国で紹介することを本分としてきました。それが、海外での日本人研究者の存在感の薄さにつながっているのかもしれません。

アメリカで矯正歯科学会が開かれると、大勢の歯科医師が集まります。学会は、新しい知見や技術を早く知りたい、自分も勉強したいという熱気あふれる場になっています。しかし残念ながら、日本人医師たちはその場のオーディエンスにはなれますが、自らの成果を発表する立場にはなかなかなりにくいという傾向があります。

菅原先生はそんななかにあって、海外でも大人気の講演者になっています。アメリカで開催される学会では、複数の発表者が同じ時間に並行してプレゼンテーションを行っています。すると、人気のある先生と人気のない先生の差は歴然で、オーディエンスの数が評価のバロメーターになります。菅原先生の講演は当然、いつもたくさんのオーディエンスが集まる人気講演なのです。

ベテランといえども、絶えず評価される場にさらされます。世界の名だたる研究者といえども、実力主義が当前の世界に生きているのです。

5 ヒーローとの縁を手繰り寄せる

菅原準二先生が私にとってなぜイチロー選手なのか。それは自分にしかできない独自の領域を見出したうえで、その分野で世界のトップを維持し続けているからです。ご専門は「外科矯正」という分野です。「スケレタルアンカレッジ」という装置を独自に開発し、これを使用することで、歯を三次元的に自由に移動させる治療方法を確立しました。これは外科医とともに連携して手術を行う、高度な技術を駆使する矯正の領域です。この領域で先生を超える研究者は世界にまだ登場しておらず、それが私にとってのイチロー選手たるゆえんです。

最初に菅原先生にお目にかかることができたのは、２０１１年だったと思います。あるとき、一ファンに過ぎなかった私に、菅原先生につながる細い糸があることを発見しました。私は大学を卒業したあと、附属の医局に勤務し、後輩学生の指導をしていました。その中の一人の先生と、とあるセミナーで再会したのですが、その先生が大学卒業後に東北大学の矯正歯科に勤務することになり、菅原先生に指導されていることがわかったのです。

「ひょっとして菅原先生とも面識があるの?」

「ええ、先生の治療を見学させてもらっています」

たまたま久しぶりに会ったその後輩の意外な言葉に、居ても立ってもいられず、見学をさせてもらえるよう約束を取りつけました。

当時から著名な先生です。初めてお目にかかれるのに、じっくり話を聞いていただけるなどということはまずありえません。私もその最初の出会いでは、先生のご著書を持って行ってサインをいただくのが精一杯でした。

この時はそれでおしまいです。先生にご挨拶するだけの数多くの人間が並んでいました私はそのうちの一人。つながりの深さを求めるべくもありません。ところが、天は求める者にチャンスを与えてくれました。

6 お付き合いのきっかけ

2012年、アメリカの矯正歯科学会がハワイで開催された時のことです、そこに菅原準二先生も参加されていました。もちろん先生はメインゲスト。大きな会場で講演する予定でした。

私は一介の学会参加者で、その目的はきちんと最新知見を抑えることと、人脈づくりでした。そこでとくに大会場の講演には、スチールカメラを2台、ビデオカメラ1台、それにスマホももって参加していました。その恰好のまま、講演前の菅原先生にご挨拶に伺っ

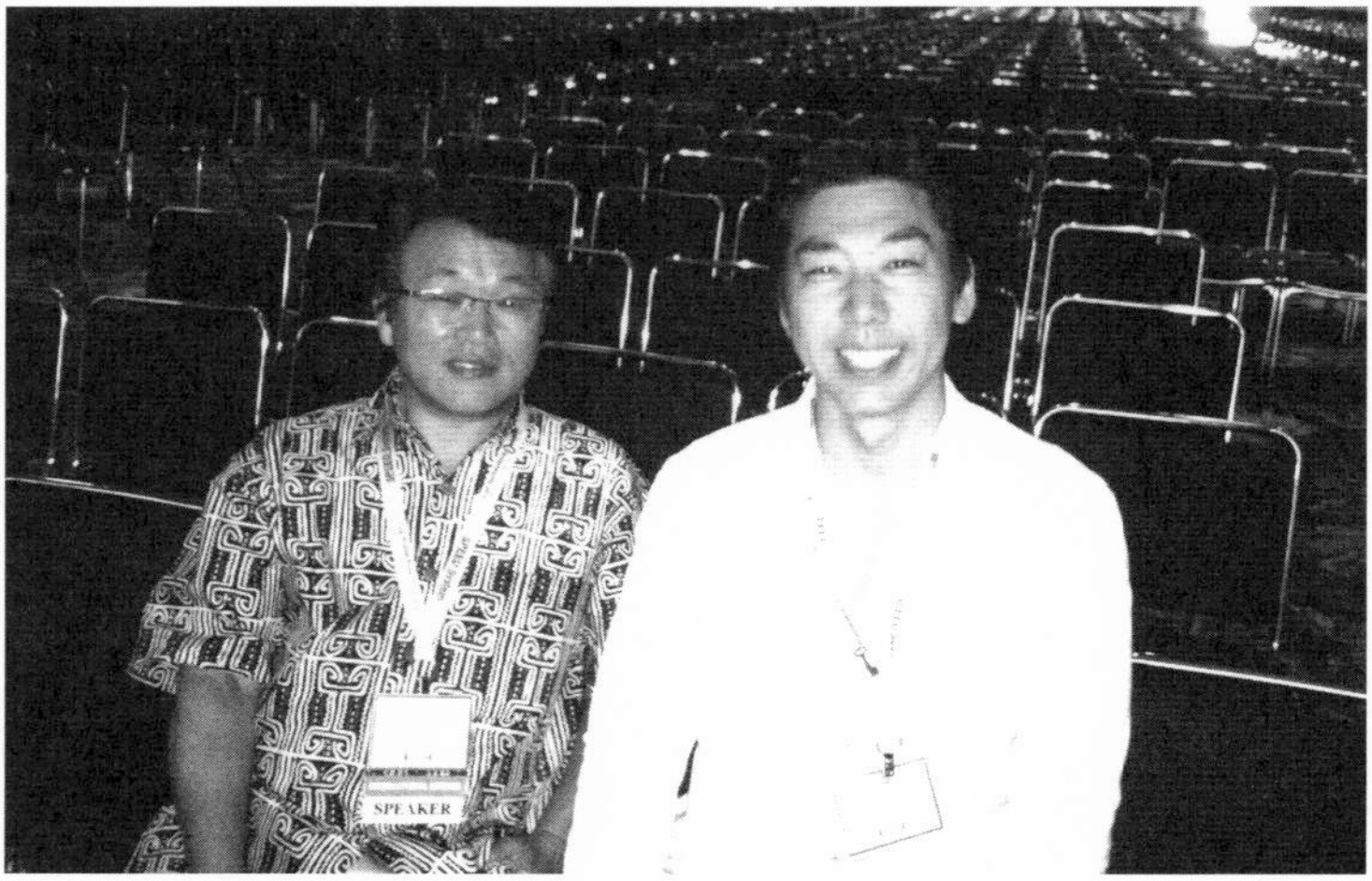

2012年、ハワイのアメリカ矯正歯科学会の講演前・アロハ姿の菅原先生と

たのです。

その恰好が印象深かったのでしょう。運よく、1年前に伺った私の顔を思い出されたようでした。

「たしか、キミはあの時の……」

「はい。その節はお世話になりました」

しかも、私の出で立ちを眺めて思いついたようにおっしゃいました。

「僕には講演中の写真が全然ないんだよね。今日はせっかくアロハシャツを着ていることだし。キミ、写真を撮ってくれないかな」

光栄な一言でした。この年のアメリカ矯正歯科学会はスピーカー全員がアロハシャツで講演を行うことになっていたのです。以前、会場で写真を撮影していたら、その講演者の気に障って会場からつまみ出された経験があります。そんな私に向こうから写真を撮ってほしいと、お墨付きをもらえたのです。しかも相手は敬愛する菅原準二先生。先生のためになる大きなチャンスが得られました。

菅原先生の講演中は、会場を所狭しとたくさんの写真を撮りました。それをご覧いただくと、たいへん気に入っていただきました。これがきっかけで菅原先生とその後、いろいろなお仕事をご一緒させていただくようになりました。

7 チャンスを手に入れる嗅覚を

その後三年ほどが経過したころ、シュープ先生との共著『アライナー矯正治療』（丸善出版）の本の推薦文を菅原準二先生にご依頼しました。

「内容がよかったら書きますよ」

そう菅原準二先生に言っていただいたのは、先生が海外講演旅行に出かける直前でした、道中に読んでみるとおっしゃってくれた。期待して待っていると、「なかなか面白かったよ。

推薦文を書かせてもらいます」とおっしゃっていただきました。

これは私の二人の師がはじめて交差したということで、感慨深いものがありました。その後、菅原準二先生とは、私の医院での治療のサポートなどお願いし、継続しておつき合いをさせていただくようになりました。

菅原準二先生がイランの矯正歯科学会に出席されることになり、行動をともにする機会が得られました。

直後に先生が体調を崩されたのですが、それでも先生は学会に参加するとおっしゃるので、「私が先生のカバン持ちをさせていただきます」と申し上げました。これで少し先生との距離が縮まりました。

「カバン持ち」は英語で「right-hand man」と言います。そう、まさしく「右腕」です。ところがしかし、この道行きで得たのは、先生の右腕どころか、何も知らない自分の「無知」でした。

学界では次々と著名な先生方の最新の症例に関する発表がなされますが、菅原準二先生のご批評をそばで聞くことで、その正しい評価が、わかるというよりも感じることができたのです。

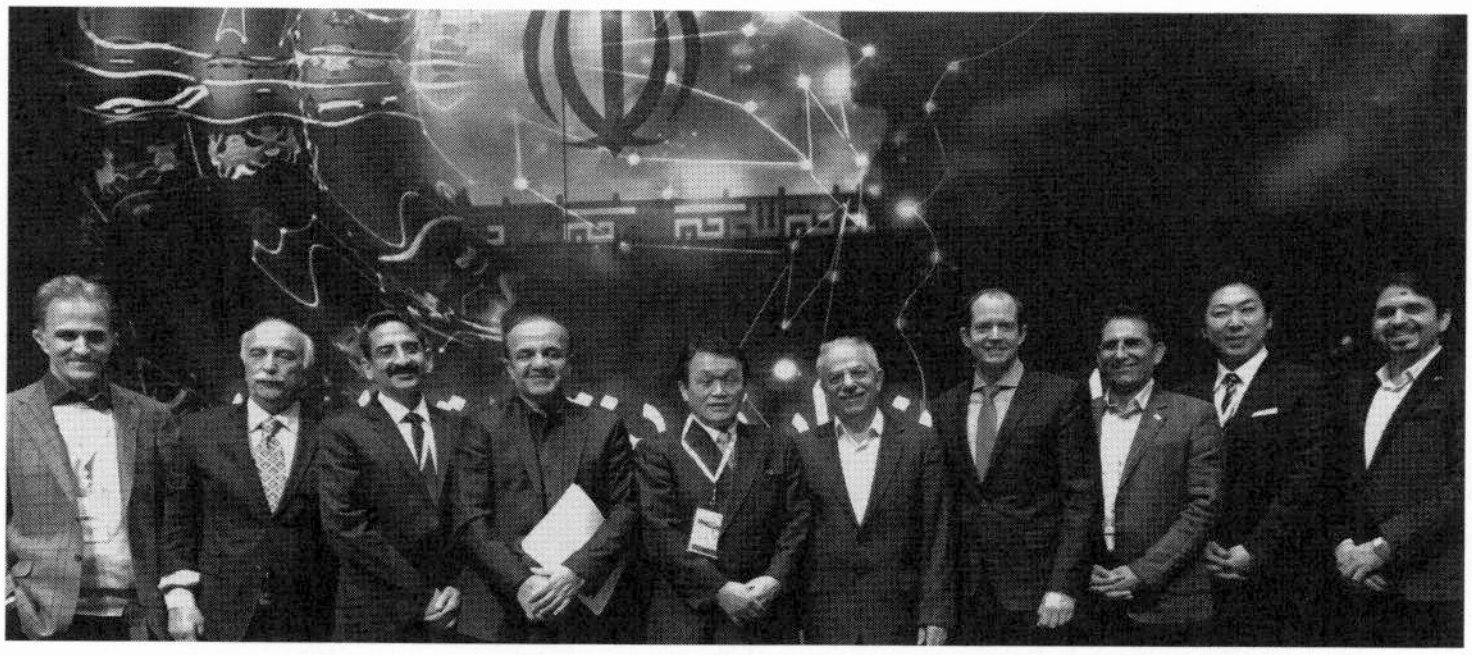

2019年、イラン矯正歯科学会で菅原先生と一緒に講演
（中央が菅原先生、右から２番目が筆者）

治療結果を評価するとは、発表者の言葉を追うだけでできるものではありませんでした。とくに若輩者の私が、発表の字面だけを追っても正しい評価に行き着くものではなく、そのためには全体に漂うニュアンス、どこか隠し味のようなものを感じ、その総体として、評価が下されているのでした。

菅原準二先生の隣にいることで、その評価の様子をつぶさに見ることができました。菅原先生の雰囲気や反応で、この評価が問うこともなく理解できるのです。そこには、埋めようのない経験の差、知識の差がありました。がむしゃらだけではダメで、いわばメンター（指導者）の一挙手一投足を観察する、真似ることから修業は開始されるのです。ある意味、シュープ先生の修行と同じでした。

じつはかばん持ちとして帯同させてもらった私は、ここでも菅原準二先生に教えを受けていました。右腕とはおこがましいばかりでした。

8 主戦場は別の場所に

これもまた私が駆け出しのころの話です。アライナー矯正を日本で普及させようと、長年ともに活動してきた当院の檀先生に、ある時、どうやったら各国の講演に呼ばれるようになるんだろうねと聞いたら「呼ばれるくらい有名になればいいんじゃないですか」とも簡単に言われたことを覚えています。その有名になる方法がわからなかったのですが……(笑)。

当時、私はとても焦っていました。海外の学会に出向いてポスター発表を仕掛けるのですが、思ったような結果は得られません。いわゆる「エレベータートーク」も行いました。エレベータートークというのは、エレベーターに乗り合わせた短い時間に自分のアイデアを熱意もって語り、相手から何がしかの結果を得るというもので、シリコンバレーの若い起業家が投資家にアイデアを売り込もうと行ったやり方です。私も会場で誰かれ構わず、自分の治療の成果を語ってみたのですが、反応は芳しいものではありませんでした。

学会が終わった後には、参加者は三々五々散会していきます。「この後、皆さんはどこかでお集まりですか？」などと聞いてみても、色よい返事はありませんでした。

ところが、後年になって菅原先生にお誘いを受けて、アメリカの矯正歯科学会の重鎮、ラビ・ナンダ先生の内輪のパーティに参加するようになりました。

ラビ・ナンダ先生は菅原先生の兄弟分にあたります。アメリカ矯正歯科学科での菅原先生の成功はラビ先生のおかげであると、菅原準二先生自身がおっしゃるほど、アメリカ矯正歯科学会で大きな力をお持ちの方です。

そのパーティに初めて参加したときの驚きはたいへんなものでした。目の前には学会で著名な講演者がたくさんおられます。そこでは、個別に新しいビジネスやプロジェクトの話が飛び交っていました。

ああ、これなんだなと。じつは学会の当日には、すべてのビジネスの話は終わっていたのです。学会では「この前はどうも」とか「お久しぶりです」とか、とおり一遍のあいさつが繰り返されるだけです。

主戦場は別のところにありました。その場に自分が参加できるかどうかで、チャンスはめぐり自分の人生も変わってくるのです。

9　きっかけづくりを重ねる

ラビ先生にはじめてご挨拶したのは、ご本人の講演のあとに菅原準二先生からご紹介をいただいた時でした。

当時の私はシュープ先生のクリニックでの修行期間中、各国の学会に参加してはポスター発表を行っていました。その学会にラビ先生がいらっしゃれば、たとえば自分の本をお持ちするなど――「なんだ日本語の本じゃないか」と笑われましたが――何とか私のことを覚えていただけるよう努力しました。ようやく英語版の本が出来上がったので、また先生のところにお持ちするなど、記憶にとどめていただけるようきっかけづくりにいそしみました。

そんなやり取りの後のこと、イタリアの学会でしたか、ラビ先生は私のことを目にとめてくれて「ああ、本をくれた日本人だ」とおっしゃって、いっしょにパスタでもどうかと

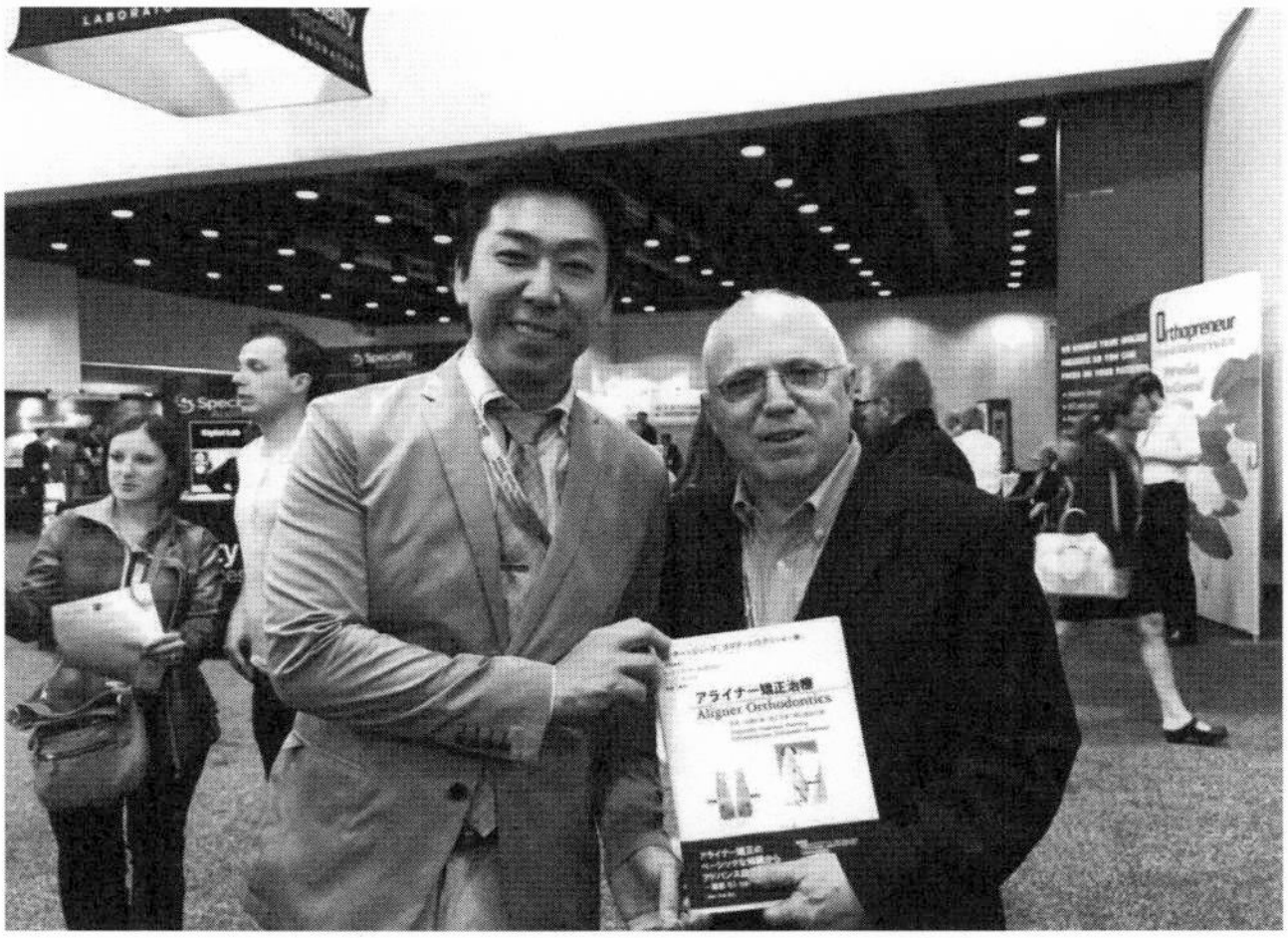

ラビ先生に日本語の自著をお渡しする

お誘いを受けることができました。これがご縁で、徐々におつきあいが始まりました。

スペインの学会では、学会終了後に奥様とゴルフに出かけるがキミも来るかとのお誘いを受けました。こんなチャンスを逃す手はないと、二つ返事で同行をさせていただくことにしました。とはいえ、私にゴルフの趣味はありません。ラビ先生が滞在するホテルに私も宿泊し、空いた時間は次の講演の準備をすることにしました。

日中はゴルフのお供をさせていただきましたが、私がクラブを振ることはなく、ラビ夫妻のラウンドをギャラリーとしてついて回るだけ。ロストボールを拾い集めたりして夫妻に喜ばれながら同じ時間を過ごしました。一風変わった日本人との印象はあったようですが、ラビ先生との共通の思い出をつくることができました。

もちろん、ラビ先生と懇意になったのは、菅原準二先生の存在があったからこそです。菅原先生の存在がラビ先生と私の間の「信用」を裏打ちしてくれたからです。

2017年にラビ先生が来日された際には、私が主催している日本アライナー矯正歯科研究会でご講演していただくようになり、その後2020年まで連続してご講演いただいております。また、先生が教鞭を執られているコネチカット大学矯正歯科と私の医院とで共同研究プロジェクトが立ち上がり、共同での論文を2020年に発表しました。当院のインビザライン矯正治療に対して、アメリカのコネチカット大学矯正歯科がリサーチをかけてくださったのです。

なにより、学会の講演でラビ先生とご一緒する機会が増えたことで、私のアライナー矯正に対する考え方にまで影響を与えてくれています。また、その教えは治療という仕事の世界だけに限りません。

あるとき、私が間に入ってラビ先生とシュープ先生が会食をする機会を得ました。シュープ先生は奥様もお連れになられたのですが、奥様は内気な方でとても緊張されているようでした。
ふだん、３人もの矯正歯科医が集まれば、会話のほとんどが治療の話になりがちです。ところが、ラビ先生は奥様が犬をお好きとの言葉を受けて、犬の話を延々と繰り広げて、場を和ませました。その食事会は笑いにあふれ、たいへんに楽しい時間となりました。

▼ネットワークとは《信用》である

ラビ先生が教鞭を執るコネチカット大学に留学し、お二人が出会ったことがきっかけで、菅原先生の快進撃が始まったと聞いています。当然、菅原先生に実力が備わっていたからこそですが、ラビ先生が菅原先生を「信用」して世界の学会に引き上げた側面があります。翻って昔の自分を思い返すと、何とか周りに認められたいと、がむしゃらに走って空回りばかりでした。

それが菅原先生にラビ先生をご紹介いただいたころから、事態が好転していきました。ラビ先生からも多くの先生をご紹介いただけるようになって、仕事の幅が広がります。シュープ先生、菅原先生、ラビ先生、このお三方が私という人間を「信用」していただけたからこそ、つながりがその先に広がったのだと思います。ネットワークとは《信用》そのものなのです。

ご本人は強面でいかつい印象のラビ先生ですが、とても繊細な、人を思う気持ちにあふれた人物でした。ラビ先生との交流は、仕事以上にいろいろな面で私の大きな財産になっています。

「会話とは心のキャッチボールだよ。その相手の内面にある本質を見ることができる」とラビ先生がおっしゃったことがあります。矯正歯科の分野ではアメリカで1位、2位を争うコネチカット大学の名誉教授であり、世界中で講演を続ける先生ならではの含蓄のある言葉に感じ入った次第です。

第5章

医院のデジタル化がもたらしたもの

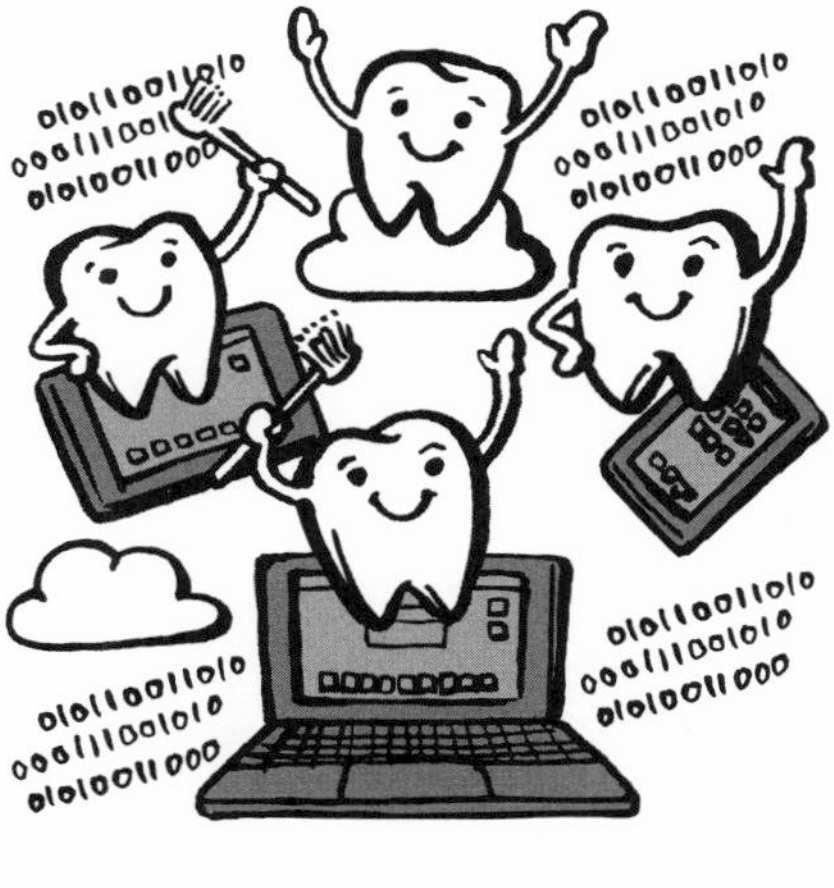

1 デジタル素養は生き残りの必須条件

私には2人の子どもがいますが、彼らには将来、好きな道を選んでほしいと心から思っています。私自身が若いころ、家業でも何でもない歯科医の道に進みたいと父に告げたら、これを喜んで応援してくれた経緯があって。同じことをしてあげたいと思うからです。

私は彼らに、どんな道を選んでも結構。でもどの道に行っても役立つアドバイスが3つあると伝えました。

その1つ目は、海外とのネットワークが必要だということ。海外で、とくにアメリカで流行ったものはいずれ日本にやってきますし、何らかのかたちで日本に影響を及ぼします。世界が狭くなった今日、海外との交流はとても必要です。

2つ目は、デジタルへの関心とスキルです。とくに海外とのやりとりでは、普段のコミュニケーションやプレゼンテーションを行うのに欠かすことができません。これまでの人生で、私がこれまで意識的に行ってきた生きるためのコツのようなものを、シンプルにまとめるとこの2つになります。

そして最後の3つ目ですが、自分の直感を信じ続けることです。簡単なようでなかなかむずかしい。海外への挑戦もデジタルへのこだわりも、私は自分の直感を信じて続けてきました。継続は力なりと言いますが、皆さんもぜひ未来の自分を信じて継続してほしいと思います。

さて、本章では2つめのテーマ、デジタル技術との付き合い方に焦点を絞って、私の経験をご紹介したいと思います。

2 保存のためのデジタル化

話はシュープ先生修行時代に戻ります。インビザラインの勉強を始めた当時、大きな問題だったのがインビザラインのカルテの書き方でした。

私の歯科大学時代にはアライナー矯正の授業はなく、学べたのはワイヤー矯正でした。カルテの書き方もワイヤー矯正のそれを学びましたが、まったく治療スタイルが異なるアライナー矯正では、どんなふうにカルテをつくったらいいのかわかりませんでした。

そもそもインビザラインでは、治療の初期段階にスキャニングされたデータから治療終了に至るまでのすべてのマウスピースが一度に作られます。ワイヤー矯正ではカルテに使用したワイヤーサイズなどを経時的に記録しますが、そういった情報はインビザラインにはありません。では、治療のプロセスを記録しようと思うのですが、どうやって記録したらいいのか見当がつきませんでした。治療の最初の時点では、マウスピース作成のためにつくったコンピュータ上の歯を動かすシミュレーションの画像がある程度です。

シュープ先生は診察のたびに患者さんの歯の写真を撮っていました。マウスピースを入れた状態のものと歯だけの状態のものを、正面・右・左・上・下・噛み合わせと角度を変えて3枚ずつ、合計6枚の写真を撮影していました。これらの写真をA4サイズの用紙に印刷してファイリングしていました。これでシミュレーションどおりに歯が動いているかどうかを確認するわけです。これがシュープ先生のカルテでした。

思い切って先生に、日本に戻ったら同じカルテをつくりたいので詳しく見せていただきたいとお願いしました。すると快諾され、写真を撮っていいし何なら原本も提供しようかとまで言っていただきました。こうして私もシュープ先生と同じインビザライン治療用のカルテをつくることが可能になりました。

日本に戻って早速、カルテをつくり始めました。カルテをつくることは、シュープ先生の教えを思い出し繰り返し復習するいい機会にもなりました。そのまま順調に、みずから学んだ治療技術を確認し続けるかのようにカルテをつくり続けていたのですが、当時は東日本大震災の直後。大地震が再び起きて、もしクリニックが倒壊したら大変なことになると気がつきました。患者さんたちの貴重なデータと私の治療のノウハウを含んだ記録が一瞬でなくなるリスクがあるのではないかと。

東日本大震災をきっかけに、カルテのクラウド化を決断しました。すべてのカルテをデータ化し、インターネットでアクセスできる外部サーバー、クラウドに上げるようにしたのです。これでデータの保存という意味では完璧です。

3 業務効率化のためのデジタル化

デジタル化は単にデータ保存のためだけではありませんでした。いまとなっては当たり前の話ですが、仕事の効率化にも寄与しました。

それまでの紙ベースのカルテはクリニックの保管棚の一角を占めており、クリニック内でしか扱うことはできませんでした。ところが、クラウドにデータが上がっているカルテはいつ・どこででも見ることが可能です。

昼間診察した患者さんの振り返りを、スマホさえあれば移動中の車内でも、自宅に戻ってノートパソコンでも見ることもできます。明日来院予定の患者さんの予習も、空いた時間に行うことが可能です。こうした取り組みをすることで、一日の仕事を効率的に行えるようになりました。

さらには、スタッフさんとのコミュニケーションにも役立ちました。私は現在、2つのクリニックで治療を行っているのですが、一方のクリニックに居ながらにして、もう一方のクリニックを訪れている患者さんの治療に関して、カルテを見ながらアドバイスすることができるようになりました。

また、学会などで同業の歯科医師と治療中の症例に関する意見交換が速やかにできるようになりました。それまでは、ある症例に関して言葉だけですべてを説明し、言葉だけでその回答が返ってきていましたが、手持ちのスマホさえあれば治療のディティールまで見せられるようになったのです。自分たちが抱えている仕事上の疑問や悩みが解決しやすくなりました。

このようにカルテのデジタル化を進めていく中で、アライナー矯正治療の業務支援ソフト「オルソコム（OrthoComm）」の開発に着手することになりました。そもそもこのオルソコムはむずかしい症例に取り組む際のヒントが閲覧できるソフトです。その後、バージョンアップ版でこのようにデータを持ち運べるようにしたことで、仕事の効率化に大きく寄与することになりました。

4　患者さんのモチベーション向上のためのデジタル化

カルテをデジタル化したことが、患者さんにも影響しはじめたのは驚きでした。デジタル化が患者さんのモチベーション向上に寄与したのです。

矯正は長い期間を要する治療です。患者さんが来院されるたびに、われわれ歯科医やスタッフさんは「頑張ってください」などとお声がけをします。しかし言うは易くで、頑張るのはなかなか大変だということも正直なところわかっています。

そんな患者さんに対して、私はアライナー矯正支援ソフトであるオルソコムの画像をご覧いただいては「歯がこのように動きました」と報告することを定例化しました。結果として、患者さんは「あぁ、歯が動いているな」と実感をともないながら、これまで時間をかけて行った治療の結果をダイレクトに把握するようになりました。しかも達成感とともに、次にどう変わるかも推測できるようになったのです。

事の重大さを発見した私は、オルソコムにカルテに歯の移動のビフォー&アフターを比較できる機能を持たせるようにしました。

5 コミュニケーション力向上のためのデジタル化

インビザラインでは1~2週間に1度の頻度でマウスピースを新しいものに交換します。その都度来院する必要はなく、スケジュールに沿って患者さんご自身で新しいマウスピースに交換していただきます。マウスピース自体はすでに患者さんのお手元にあるのですが、ついうっかり交換するのを忘れてしまうこともあります。

そこで、開発したソフトにはマウスピースの交換のタイミングになると、メールを患者さんに自動で送信してお知らせする機能を持たせるようにしました。現在、当院には約２７００人の患者さんがいて、そのすべての患者さんにお電話で連絡するのは困難です。こちらは自動発信なのでモレもありません。もちろん、こちら側でも患者さんの交換タイミングは逐次チェックできるようになっていますし、必要に応じて適宜、患者さんの情報を取り出せる機能も持たせました。

また別の例では、一日に何時間マウスピースを装着したかを記録できるようにしました。マウスピースの装着時間は、矯正の成否に直結する貴重な情報ですので、その記録をきちんと押さえ、問題があればアラートを発し解決に導くようにします。

このように、シュープ先生のカルテのデータ化からはじまったデジタル化はオルソコムの進化に結びつき、使い勝手のよい機能を次々に追加するようになりました。

オルソコムがドクターやスタッフさんの働きやすさをサポートするアプリケーションとして発売されたのが２０１４年です。私のクリニック自身、オルソコムがなければ治療のマネジメントができないと言えるほどのすぐれものになっています。アライナー矯正治療を志す方を成功に導く、大変人気ある支援ソフトに成長してくれました。

6 シミュレーションのツールとしてのデジタル化

先ほどシミュレーション画像によるモチベーションの向上という例を挙げましたが、同じように患者さんの治療への意欲を高めるとともに、治療結果についてのコンセンサスを得るためのツールとして、別のシミュレーション機能をオルソコムに追加しました。

われわれは「スマイルデザイン」と呼んでいるのですが、キレイな笑顔かどうかの重要なファクター、すなわち歯の位置と顔の位置のバランスを見るために、その位置関係をシミュレーションする機能です。

たとえば、笑ったときに上の前歯が顔の中心線に対し左右対称であれば、キレイに見えます。また、笑ったときのお口の周りの美しさは、唇と歯の位置関係に影響されます。このようなお口と歯を中心とした顔のバランスをシミュレーションして示すことで、どのような治療が望ましいか。患者さんとコンセンサスを得たうえで、治療を開始するようにしています。

オルソコムの機能は現在でも拡充しており進化を続けていますが、ご紹介したとおり、もともとはシュープ先生のカルテから出発したものです。世に出すにあたっては、当然、先生の許可を得る必要があります。

そこで恐る恐る先生にお願いしたのですが、「いいものだったら、どんどん歯科医に勧めてください」とおっしゃっていただきました。

尾島一人のだけのものなら患者さんの数も大きくは増えないだろうけど、歯科医師の数が増えればそれだけ助けられる患者さんの数も増えるでしょうからという話でした。

ありがたいお言葉でした。患者さんを大切にするシュープ先生の立ち位置を端的に示すエピソードとなりました。

7 AIは「修行」をするか?

このように、デジタル化は利便性を向上させてくれますし、思わぬ機能が得られることもあります。ＡＩやＶＲがもっと身近になってくれば、ますます私たちの経験を拡張し生産性を向上させてくれるだろうと思います。

では、そのうちみずから手に汗をして行う仕事はすべて機械にとって代わられるかと言えば、当分はそんな時代は来ないと思っています。その棲み分けについて、私の仕事から考えてみたいと思います。

インビザラインのシステムでは、スキャニングデータをアメリカのアライン・テクノロジー社（以下アライン社）に送ると、フルセットのマウスピースが送られてきます。患者さんは想定されたスケジュールに沿ってマウスピースを交換し続けることで歯を動かし、最終着地点、すなわち治療のゴールにまで達します。

ではわれわれ歯科医師の役割は何かと言うと、最終着地点を設定し、そこまでの歯の動かし方を想定して、アライン社に指示することです。

もう少し詳しく言うと、アライン社が開発した「３Ｄ治療計画ソフトウエア」を使って、最終着地点までの歯の動かし方を、スケジュールを見積もりながら確定していくということになります。この部分が矯正歯科医のノウハウであり技術なのです。

プロゴルファーが使う一流のクラブを揃えてコースに出ても、スコアで同じ結果はつくれません。それと同じで、同じソフトを使ったとしても、歯科医師のうまい下手は出てくるものです。

たとえば、マウスピースを装着した患者さんの口腔内を見て、それがきちんと適合しているかどうかを判断するには経験が大きくものをいいます。そうした診察にまつわるあらゆる判断や評価を、私はシュープ先生が診察している現場を見て学んできたわけです。シュープ先生は「こういう時はこうするんだ」などと、手取り足取り教えてくれるわけではありません。見て学ぶ、あるいは「盗む」と言った方があっているかもしれません。私はかなり長い時間をかけて学びました。

こうした「修行」をコンピュータがやってくれるかと言えば、最近ではやってくれそうな状況が訪れています。「ディープ・ラーニング」という言葉を聞いたことのある方もいらっしゃるはずです。

いちばん有名なのは、いまや人間では勝てないと言われるＡＩの囲碁プログラムでしょう。ＡＩはディープ・ラーニングをすることで、小難しく言えば、膨大な知識やデータを学習することで高度な推論を的確に行うようになったということができます。

ひょっとしたら今後、ＡＩが自前のカメラでシュープ先生の治療をじっくりと観察することで、私よりも時間をかけないで、いっぱしの矯正治療ができるようになるかもしれません。

8 デジタル化のあとに残されるもの

しかしながら、ＡＩに仕事を奪われるという危機感はあまり私にはありません。なぜなら、矯正治療は歯科医が頑張るだけではなく、患者さんも頑張るという2つの方向性があるからです。

患者さんのモチベーションを上げようと、治療の進捗をビジュアルで示したり、メールを送ったりと、私は患者さんへのアシストを開発しますが、これらは、たまたま目の前にあった画像やメールアプリが、患者さんの役に立ちそうだと気がついたからです。

そのベースには、何とか患者さんの願いをかなえたいという医療人としての思いがあります。一方では、患者さんの困難さを私自身が想像しイメージできるからこそ、役立つものを見出せるのです。

ここには、歯医者と患者さんの間での共感する力が働いているように思います。そして、この共感力はおいそれとはＡＩには真似できないことだと思っています。

新しい技術が出てくれば私は、それを使ってまた患者さんに喜んでもらおうとするでしょうし、患者さんはこんなことはできないだろうかと新しい問いを発するでしょう。おそらくそれの繰り返しだと思います。医者と患者が一緒になって同じ目的を達成しようとする行為が治療という行為です。

そこに人間的な触れ合いがある限り、おそらく歯科医という職業は、ＡＩにはとって代わられないと思います。

ただ単に歯を「並べる」だけならば、話は簡単です。しかし、関節の位置や動き、痛み、機能状態、そして美しさ、顔との調和、歯根の骨の内にあるポジションなど、さまざまな要素が複雑にからみ合っていますし、なにより良好な矯正治療の経過につながっています。

現状のところ、「歯の移動だけ」にフォーカスしたＡＩによるシミュレーションとは大きく異なっています。しかし、それすら超えてしまうテクノロジーが現れてくれば。興奮してしまうことも確かです。

第6章

成功するSNS

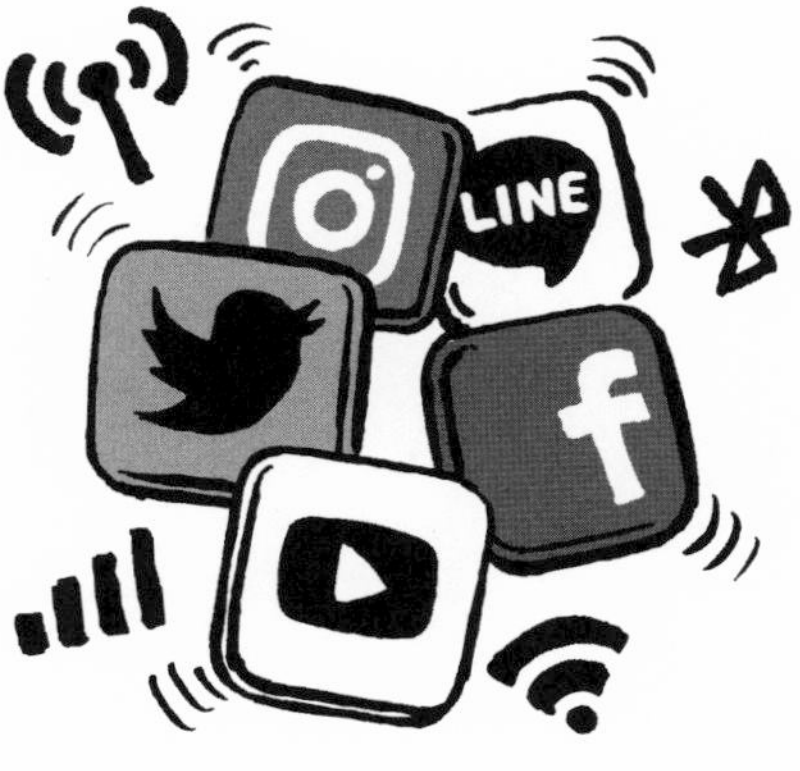

1 人と人をつなげるサービス

いまでこそ、フェイスブック（以下FB）、インスタグラム、ユーチューブと代表的なSNSで情報発信している私ですが、もともとはSNSを積極的に利用したいと思う方ではありませんでした。正直に言えば、「私は私」というライフスタイルを好み、むしろSNSを避けて通りたいほどで、自分のことを見てほしいという承認欲求はあまり強い方ではありませんでした。

前にも申し上げたようにそもそものきっかけは、シュープ先生とコンタクトを取りたくてはじめたFBからです。先生がFBユーザーであることを発見し、メッセンジャーアプリを使って、ぜひお会いしたいと伝えたのが最初です。

その後シュープ先生との間で、さらに先生を介してドイツでの知り合いができるにしたがって、頻繁にFBを使うようになりました。当時驚いたのは、2011年当時のヨーロッパでは、すでにFBは一般の人々の間にも広がっていたことで、先生のクリニックで治療をされていた患者さんから「キミのFBを見たよ。日本から来たんだってね」などと声をかけられていました。

「FBでシュープ先生と一緒に写っている写真があるが、彼の身元は?」「先生の周りにいつもいるヘンな東洋人は誰だ」などと、皆さんは「社会的な(Social)ネットワークをつくる(Networking)サービス(Service)」を自由に利用されていたわけです。

シュープ先生自身も当時、「果たして尾島とはどんな人間だ」と、関心を持たれていたはずです。そんな類推から私は日本に帰国すると、自分のクリニックで行っている診療の様子や発表した論文についての紹介など、仕事にまつわる情報をFBに上げるようにしました。時には日本紹介という意図から神社や自然の景色などの日本的な風景や、私のクリニックの名前は「本郷さくら矯正歯科」といいますので、花見のシーズンにはキレイな桜の写真を上げることもしましたが、それも含めて私のプロフィールの紹介に限定した使い方をしました。

こうした積み重ねによって人脈が広がり、FBを使って講演の依頼も飛び込んでくるようになっていきました。

昔は、手紙や電話での依頼だったと思いますが、いきなり、

「○月○日に某所で○○学会が開催されるので、ぜひ講演を依頼したい」

と、見ず知らずの方からオファーが届くようになりました。それも、向こうは私の実績をチェック済みです。話はとんとん拍子に進むようになりました。

2 SNS、ビジネス利用の要諦

現在、FBのフォロワー数は約5000人——FBのフォロワー数には上限が設定されており、5000人となっています——インスタグラムで約1万7000人ほど、ユーチューブでも約6000人にフォローしていただいています。

その多くの方々は、歯科医の同業者か患者さんだと思います。その意味では私のSNSはビジネスに特化したものです。第一義的にはビジネスのネットワークの構築を目的とし、第二にそのための情報提供に使っています。

直接知り合いでなくても、仕事の依頼ができる。相手はFBで私という情報を確認し、依頼を受託するかどうかが決定できる。その周辺にはインスタグラムもユーチューブもあります。私という人間が相手にとって共に仕事をするに値するかどうか、判断の材料を提供しているのです。

趣味で人とつながるものではなく、家族とのコミュニケーションのためのものでもありません。情報発信する際にはビジネス用途に限定し、その領域から逸脱しないよう心掛ける必要がありました。

たとえば、学会後の懇親会などの様子を撮影するときには気を配る必要があります。あまりにくだけた写真は嫌われる可能性もあり、「いま盛り上がっています！」などというコメントがついた写真は、クローズドな集まりの中でこそ受け入れられるもので、部外者には退屈なもので、嫌悪の対象になる可能性すらあり注意が必要です。また、誰かの批判めいた話も気持ちがいいものではありません。

また、家族とのコミュニケーションではないと言いながら、私のＦＢには私の母が登場することがたまにあります。

２０１９年の暮れに、パリでフランスの矯正歯科学会があり、たまたま80歳になる母を誘ったところ、一度パリに行ってみたいと二つ返事で承諾してくれたことがきっかけでした。私の講演、息子の晴れの舞台を見せたいと親孝行のつもりだったのですが、それよりもラビ先生をはじめ、私が懇意にしていただいているフランスの先生の方々とお近づきになれて、母は旅を満喫したようでした。

私が講演を終えた後、ラビ先生には「ケンジの仕事はこれで終わりだ。いまこの時間からは親孝行の時間をするように」と、厳命される始末です。そう言われるほどに、ラビ先生には、すっかり打ち解けてもらえたようでした。結果、当時の私のFBには母とラビ先生との和んでいる写真がアップされています。

先に申し上げたように、私はビジネス利用に限定してFBを使用していますが、私という人間を理解していただくという範囲内において、例外的に母が登場するようになりました。

無前提にFBを使っているように思われるかもしれませんが、私の中に一定の基準はあります。すなわち、自分がイヤだなと思うような内容は極力避けて、見る人が好感を持つ内容を意識してつくり上げているのです。

たとえば、学会に参加したときの写真をアップするとして、どなたか著名な先生とごいっしょのところを撮影するとします。そんなときは、ご本人にその写真が欲しいと言ってもらえるほどの良い写真が撮れるように努力します。その努力はいつか報われるだろうと信じ、実際にその先生以外にもいい印象を与えることができるのです。要は品位を落とさず見る人に喜んでもらえるよう努力することです。

3 魔法の呪文ハッシュタグ

一方で、インスタグラムの方は2016年の2月にスタートしました。現在、フォロワー数は約1万7000人ほどです。日本のインビザライン矯正のジャンルがあるとすれば、おそらくトップクラスだと思います。

FBがお友達のコミュニティーを形成するためのツールだとすると、インスタグラムは、まだ見ぬフォロワーをどんどん集めることができるメディアだということができます。

そのカラクリは「ハッシュタグ（#）」です。「#インビザライン」と入力するだけで、私のことをまったく知らない方でも、私の投稿にたどり着いてもらえるのです。ハッシュタグは魔法の呪文のようなもので、インビザラインに関心を持っていらっしゃる方は、私の投稿を簡単に見ることができます。元々はツィッターから始まった機能ですが、その使い勝手の良さから、インスタグラムでもFBでも使えるサービスになったという経緯があります。

ユーザーから見れば、自分にとって必要な情報やキーパーソンを見つけやすいメディアだということができ、それゆえ趣味の世界などで同好の士を見つけるなどの使い方がされていますが、私の場合はビジネスの用途を意識した内容になっています。

1万人を超えるフォロワーが集まったのは、おそらく私のさまざま学会での活動が影響しているのだと思います。とくに、海外で講演をするとフォロワー数が増える傾向があります。また、私はインビザラインの「クリニカル・スピーカー」でもあります。これはインビザラインの開発元であるアライン・テクノロジー社（日本ではインビザライン・ジャパン社）から認定された、インビザライン矯正治療を指導する立場にある矯正歯科医の呼称で、これがフォロワー数を増やす要因になっているようです。

そのフォロワーの中には、歯科医の先生方の他に患者さんも含まれます。私のクリニックを患者さんに知っていただくことに、インスタグラムは役に立っています。また、もう一方では、矯正歯科の業界の方々――それは材料メーカーさんであったり、専門出版社であったりさまざまな業種の方々が含まれますが――そうした人々との新たなコミュニケーション回路を開くことにも役立っています。

話は変わりますが、先日、ある友人の歯科医が私に影響されて、最近FBを開設しました。まだまだ開設したてでフォロワー数12人。こぢんまりとした状態です。

そこで、私のインスタグラムにどんどん登場するようにと勧めました。彼が私といっしょに動画に登場し、そこに彼の名前のハッシュタグをつければいい。それだけで彼のFBを訪れてくれる人が増えます。

ボクも昔、著名な方のインスタグラムに登場させてもらったことがあります。すると反応は上々で、たくさんの訪問者が私のアカウントを訪れてくれました。いまはその友人と二人でライブ動画の発信をしていたりします。

4 更新し続けコンテンツの数を増やすこと

ユーチューブをスタートさせたのは一昨年からとだいぶ遅いスタートでした。きっかけは中国全土10都市を回るインビザライン講演ツアー。なかなかできない珍しい経験だからぜひ動画で残そうと、備忘録のつもりでカメラを回しました。

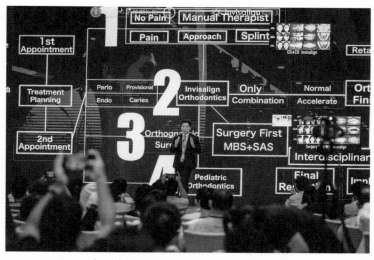

2019 年、中国 10 都市インビザライン講演ツアー

当時、インスタグラムには1万人ほどのフォロワーがいましたので、それなりに反響はあるだろうとたかをくくっていました。しかしながら、動画再生数はまったく伸びませんでした。

コロナの影響もありました。私は矯正歯科医の先生向けにインビザラインのリアルなセミナーを行っていましたが、コロナのおかげでセミナーを開催できなくなってしまいました。そこで、セミナー受講者向けにはＺＯＯＭを使って、会員制オンラインセミナーを開催することにしました。同時に、一般向けにユーチューブライブを毎日行うようになったのです。この詳細は次章に譲りますが、このことが、私のユーチューブのフォロワー数を押し上げてくれました。

こうした経緯があって、何とかいま、私のユーチューブもかたちになりつつあります。この瞬間、ユーチューブで「インビザライン」と検索をかけると、おそらく私のコンテンツが上位を占めるでしょう。そのコンテンツはあくまでユーザーが自身の興味から選択してくれたものです。

マーケティングの言葉で「プル型」とよく言います。お客様がみずから積極的に商品を取りにいくことを言い、反対が「プッシュ型」。売り手側が商品を買ってもらおうとお客様にお勧めすることです。

ネットの世界は「プル型」だと言われていて、相手の興味から外れたものをなんとか「プッシュ」して読んでもらおうとしても難しい。残念ながら中国での私の講演は、ユーザーにはまったく響かなかったようです。

そこから私はコツコツと、ユーチューブ用の動画をつくることにしました。いったん始めた挑戦を途中で放棄することは、性分としてできませんでした。そもそも一般逆転大成功などは起こるわけはないと、父の会社の経営失敗で身に染みて理解していたからだと思います。

先ほど、ＦＢでは上品になどと申し上げましたが、こちらの方はまったく真逆です（笑）。とにかく泥臭く、丹念に発信を続けております。

時には後援会の会場で、時には移動中のタクシーの中で、さらには深夜、クリニックのデスクの前で、機会あるごとにカメラを回しメッセージを送り出しています。

その分、玉石混合で、失敗も数多くあります。

先日は、オンラインの将棋対戦を同僚の渡辺先生と行い、その実況中継を行うというチャレンジをしましたが、これが見事なくらい大失敗となりました。二人とも勝負に熱中するあまり、言葉を発しなくなってしまったのです。沈黙が支配するユーチューブの中継ほど悲惨なものはありませんでした（苦笑）。

ただしこうしたトライアンドエラーを繰り返しながら、最近は、私と渡辺先生のコンビ出演が定着してきたようです。リアルなセミナーなどで、参加者である矯正歯科医の先生が渡辺先生を見つけると、近寄ってきてご挨拶をしていただけるようになっています。ユーチューブのおかげで、私以外の当院のキャラクターが育ちつつあります。

こうした活動を継続しているうちに、コンテンツの数は着実に増えていまして、見る人を飽きさせないつくりになっています。

5 泥臭い継続がいずれ一定の評価に結びつく

たとえばこんなこともありました。昨年、コロナに明け暮れるなか、大学生がコロナで苦しんでいるという報道が盛んになされました。大学自体がリモート授業に移行し、友人と会うこともままならず、一方ではアルバイトすることも叶わず、孤独と困窮にさいなまれている学生が多いという話でした。

そんな大学生のために何かできないかと考えて、渡辺先生といっしょにユーチューブで、「歯学部6年生国家試験応援プロジェクト」として、お米とお味噌のプレゼントという試みをしました。

アライナー矯正から歯科医の身辺雑記まで、多くのコンテンツがアップされている私のユーチューブは、歯科医志望の学生さんにはそこそこ知られていたのでしょう。多くの学生さんから応募があり、期せずして彼らの悩みを聞く機会もできました。

そのひとつが、将来アライナー矯正を仕事にしたいが、自分が通っている大学にはその授業がない。どうしたらいいかというものでした。

残念ながら、日本のアカデミズムにおいてはアライナー矯正はまだメジャーではなく、正規の授業が受けられないケースも多い。ただそんな状況はアライナー矯正に限ったことではなく、新しい技術を習得したい、最新の動向を知りたいと考える場合にはよく突き当たる壁です。

私の回答は、日本で勉強できないのなら海外に出たらどうかというものです。向こうの大学で学ぶのもいいし、私のように一人の師を選ぶこともできる。そのためには最大限、情報ネットワークを利用し、デジタルツールを駆使しなさいということに尽きます。実際、その大学生とのやり取りはＺＯＯＭを使ったやり取りです。まったく見ず知らずの学生と私はネットで出会った。世界はどんどん狭くなっています。

少々、話が横道に逸れてしまいました。このように。私はさまざまなコンテンツをユーチューブに上げています。その結果をすべての視聴者がポジティブに評価してくれているわけでないことは重々承知です。その意味では、ことユーチューブに限っては、私は上品さのかけらもなく泥臭く、思うままに活動しています。アンチの方もおそらくたくさんいらっしゃると思います。

ただし、そうしたアンチの方であっても、私が矯正歯科の分野で絶えずメッセージを打ち出し続けていることは否定できません。ユーチューブに新しい動画がアップされるのは、ほぼいつも深夜に近い時間帯です。こんなに遅い時間まで働いている矯正歯科医は私くらいなものだと、ヘンな自信があります。

こうしたひたむきさが、一定の評価に結びつつあると最近は思えるようになってきました。

6 上品さと泥臭さと

上品さと泥臭さ——一見矛盾した2つの特徴も、SNSの種類をうまく使い分けることで、発信を届けたい相手にきちんとメッセージは届きます。

たとえば、コーヒーを何杯飲むとインビザラインは着色するのかという動画をつくりました。一見してお遊びのようにも思えますが、じつはマウスピースを装着し続けている患者さんにはたいへん興味のある話題です。私らしいコンテンツをこれからもつくり続けていきたいと思います。

再三申し上げていますが、私のＳＮＳの目的はビジネスのためです。私は昔、「仕事でつきあう相手には、天気の話くらいをしておけばいい。余計な話題は注意しながら語れ」と父に言われたことを覚えています。とくにまだ親しくもない相手に、世間話のつもりで自分の息子や娘の話をしてしまい、もしその人がご子息を失っていたらどう思うのか、という理由でした。

当たり前ですが、ＳＮＳの世界はフェイス・トゥー・フェイスの世界よりも広大で、誰にアクセスしていただけるのかわかりません。その表現や画像・映像に対して注意してしすぎるということはありません。

こうした危険を意識しているからこそ、海外に出かけて、見知らぬ人が私のことを知っていてくれるととても嬉しくありがたいと思います。ＳＮＳきっかけで患者さんが来院してくれると、大きな手ごたえを感じます。

最近はもうひとつ、新しい期待も生まれてきました。

ネット上のＳＮＳの足跡が私の個人的な歴史となり、後世に残せるだろうという期待です。私は父からその足跡をわかるかたちで残してもらえず残念に思っていました。そこで今度は私が子どもたちに残してあげたい。彼らの父がどうやって生きてきたか、頑張ってきたか。それをきちんと伝えたいと思い始めました。あえて襟を正すことなく等身大の父の姿を残せたらと思っています。

そのためにもう少しこのＳＮＳを続けていきたいと考えています。

第７章

デジタルトランスフォーメーション

ｗｉｔｈコロナ時代に打ち勝つ変化力

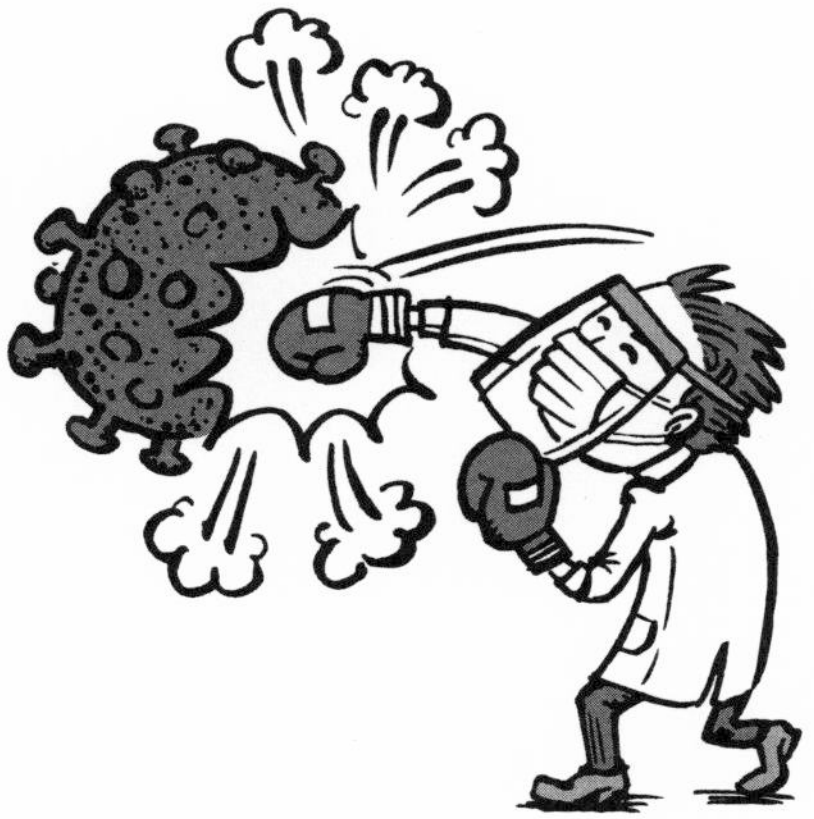

1 コロナ禍の中のクリニック経営

昨年、2月の末ぐらいからでしょうか。海外の友人・知人と連絡を取ると、誰彼となく「大丈夫?」と互いの様子を聞き合うことが多くなりました。とくにイタリアの状況がよくありませんで、講演も大学の授業も一斉に休止状態に陥りました。

日本で、新型コロナウイルス等対策特別措置法が交付されたのが3月13日。すでにこの時点で状況はかなり緊迫しており、すでにできるところから自分なりの準備は始めていました。

まず第一は患者さんをどうやって守るかです。一般に矯正専門の歯科医院だと、突然休診すれば患者さんの間で波紋が広がります。歯を移動させる治療が止まることを意味するからです。

しかし、今回の場合、さすがにパンデミックとの声も聞かれるほどの緊急事態でしたから、休診したうえで患者さんを守れる対処を考える必要がありました。

そこで私はまず来るべき休診に備えて、医院に保管していた患者さんのアライナーの全てを患者さんのもとに送り出す準備を始めました。通常はひと月に1回の割合で来院してもらい、アライナーの装着具合い、歯の移動の進捗を確認させていただき、必要なアライナーをその際にお渡しするようにしていました。これをとりあえず、来院しなくてもアライナーの付け替えはご自宅でできるよう、患者さんの手元に置いてもらうようにしたのです。

しかしそれだけでは、十分ではありません。もう一つ、必要だった準備が、オルソコムのさらなるバージョンアップでした。

これは、患者さんのスマホに新しいアプリ「リモートコミュニケーション」をインストールしていただき、患者さん自身が自分の歯の写真を撮り、データを送っていただくというものです。

アプリを立ち上げると、画面に顔の向きや表情、さらに口腔内の上の歯、下の歯、前面、右側、左側と、撮影したい部位とおおよその角度がイラストで表示されますので、その絵をタッチして絵と同じように撮影します。撮影し終えて送信ボタンを押すと、オルソコムの当該患者さんのページにそのデータが反映されます。

われわれはその写真から患者さんの口腔内の状態、お顔の状態を理解し、その評価と次の課題を直接患者さんのもとへ、メールかビデオメッセージで届けます。たとえば、1000人の患者さんがクリニックめがけて、写真のメールを一度に送ってこられるとその処理だけで膨大です。これを自動化することで、われわれは診察に注力できるようになりました。

そうやって準備を進めているうちにも、コロナは国内に蔓延していきました。クリニックのスタッフさんたちも感染から守る必要があります。いよいよ休診する覚悟を決めました。緊急事態宣言が東京都などを対象に発出したのが4月7日。その1週間ほど前、4月2日にはわれわれは休診をスタートさせました。

ご存じのように、いったんは5月6日の宣言解除だったはずが、東京は5月25日にようやく解除されることになりました。当初は休診がどれだけ続くのかもわからないなかで、リモートコミュニケーションは大きく役立ってくれました。

緊急事態宣言中のわれわれは、スタッフさんと私も含めたドクターが交代で来院しては、患者さんへのアライナーの送付、電話対応などを行いました。一方ではもちろん、リモートコミュニケーションのためのビデオメッセージの撮影なども行っていました。

2 コミュニケーションの新しいかたちを模索する

私は診療以外にもう一つ、重要な仕事がありました。それは歯科医師向けのインビザライン矯正治療に関するセミナー活動です。このセミナーでは、アライナー矯正についての、私のドイツ修行時代の勉強の成果をギュッと圧縮して、矯正歯科の先生方に伝えることを目的としました。6回コースのセミナーで1期20人ほど。コロナ騒ぎが起こる前に、すでに3期分のセミナー開催が決まっていました。ところがこのコロナ騒ぎで延期になりました。第1期の開催は1月にスタートしており、4月の段階でどうするのかという局面に至りました。

もう受講料もいただいているなか、延期のアナウンスこそしていますが、「いつ、セミナーはできるんだ。いったいどうするつもりなんだろう」と、受講者は私の一挙手一投足を見守っているような気さえしました。

かつて父に言われていた言葉を思い出しました。「緊急事態に力をきちんと発揮できなければ男じゃない。いざという時にこそその男の真価が問われる」という言葉です。

あの時期、世の中全体がひっそりと死に体となって静まりかえっていました。皆さんが、動くことすらできませんでした。それなら、動けないなりに自分でできることをやろうと、ユーチューブ・ライブを毎日行うことにしたのです。時間は19時から20時まで、視聴の対象としては一般の方および歯科の先生向けです。

さらにそのライブが終わった後、20時から20時45分の間、6回コースのセミナー受講者を対象とした、クローズドなオンラインセミナーを開催することを決めました。こちらは、オンラインの会議などで定評のあるビデオチャット・サービスのZOOMを使いました。6回コース受講者のうち進行中の1期から3期、さらにこれから開始する予定の4期の先生方、総勢80名ほどが、毎日参加してくださいました。

その内容は、コロナで悩み、さまざまな問題を抱えている私自身を語ることでした。この時期、私と同じように困難に遭遇しているであろう歯科医の皆さんに対して、私ができることを毎日配信してみようと考えたわけです。

「今日は家賃の減額交渉をしました」

「政府系金融機関に融資にお願いに行きました」

「スタッフさんとは休業についてこんなやり取りをしました」等々……。

6回の会場で開催するリアルなセミナーは、アライナー矯正という新しい治療法を日本に広めていく目的の活動ですが、こちらのオンラインセミナーでは、同じ悩みを有する矯正歯科医の皆さんに、もし私の経験で役に立つ情報があればぜひご利用いただきたいと、コロナによって引き起こされた自分の状況を、ユーチューブでとにかく毎日包み隠さず語ったものです。そのホンネのコンテンツが皆さんに喜ばれたようでした。

3 リニューアルした配信活動

しかし、緊急事態宣言が解除されると、いつまでも夜8時以降のゴールデンタイムに、視聴者の皆さんを貼り付かせるわけにもいかないだろうと、セミナーの終了を一度決定しました。すると、ぜひ継続してほしいというご要望が数多く寄せられ、リニューアルすることに決めました。

こちらは「オンラインサロン」と名称を変え、ライブ中継を止め、発信したコンテンツはアーカイブとして残していつでも視聴できるものにしました。

その内容も、ライブ時代の内容にプラスして、視聴者の先生方からの質問にお答えするコーナーや、アライナー矯正の症例をご覧いただいたり、クリニック経営に関するテーマを設定するときもあります。

新しいこのサロンでは、矯正歯科医の先生方のための有益情報をアップするという明確な目的を設定し、その内容に賛同していただける方のみ会員になっていただきたいという趣旨から、有料コンテンツとさせていただきました。

スタートしたのは昨年の5月からです。２０２０年12月現在、約２００名の皆さんに視聴していただいています。

ちなみにユーチューブ・ライブの方も継続して行っております。私としては、コンテンツの企画・作成のトレーニングの意味合いもありましたし、私という人間をいろいろな方に知っていただくための良い機会と位置づけています。

一方で、６回セミナーの方は、実際の会場を使ったリアルなセミナーとともにＺＯＯＭも利用するハイブリッドセミナーに衣替えしています。こちらは先ほども申し上げたように、アライナー矯正治療の本格的講義です。私が上梓した概説書をベースに、治療の基本を徹底的に解説します。

オンラインサロンと違いをあえて申し上げれば、サロンの方は、「基本」というよりもアップ・トゥー・デートな話題が中心ということになります。

書籍や論文は発行されるまでに時間がかかります。一方、私たちの世界では今日行っている治療が終了するのが、数年後である場合がある。すると、その症例が書籍や論文になり陽の目を見るのはさらに先になります。最新の論文のようにみえて、実は5年も6年も前の症例だということもあるのです。こうした問題を解決する役目をオンラインサロンに持たせたということができます。

2020年までに6回セミナーは1期から7期、総勢150名ほどの先生が参加するセミナーになりました。2021年は9～14期までを予定しております。

4 デジタルはリアルを補完する

ユーチューブを行おうと企画したとき、当初は海外での講演や学会の動向などを中心とした情報をメインにしたセミナーにしようと考えていました。それがコロナでまったく違ったコンテンツをも生み出し、いまに至っています。

振り返って思うのは、結果を出すためにはどんなかたちであれ継続が大切だということです。

評価を与えてくれるのはもちろん、コンテンツを視聴する側です。どんな内容が喜ばれるのか、いまもなお試行錯誤を続けています。

昨年10月に入ったころ、ようやくオンラインサロンの会員の皆さんと直接お会いすることが適いました。丸1日、久しぶりにリアルなセミナーを開催したのです。デジタルの利用に長けているとはいえ、やはり直接お会いしてお話をすることがより効果的だということに論を待ちません。

セミナー当日は、マスク着用はもちろんのこと、入室にあたって体温の検査や手指のアルコール消毒を行い、ソーシャル・ディスタンスの確保のため、座席は間隔を置いて座っていただきました。すると、本来は150人くらい収容できる部屋が、90人ほどしか入れません。結果として、この時は希望者全員が参加することはできませんでした。そこで、あるセッションについてのみオンラインで視聴できるようにしました。

会場へ足を運んでいただいた方には参加費をいただくので、すべてのセミナーを無料で開放するわけにはいきませんが、少しでも多くの方にコミットしていただきたいという願いからです。それまでずっとメインだったオンラインがわき役に回り、サブとしてリアルを補完する役割を果たすという逆転現象が起こりました。

最近は「ウェビナー(webinar)」という言葉を耳にするようになりました。ウェブを利用したセミナーという意味です。これも昨年の秋の話ですが、あるスペイン人の矯正歯科の先生が来日し講演会を開く予定でしたが、あいにくのコロナ騒ぎで難しくなりました。すでに会場となるホテルは予約されており、このままでは巨額のキャンセル料が発生します。

そこで私はホテルをそのまま借りて、リアルタイムのウェビナーに切り替えることを提案しました。スペインと日本を回線で結び、講演も聞けて質疑応答もできます。そして、日本からはわが国を代表する歯科医師である山﨑長郎先生の登壇を得て、スペインとのハイブリットセミナーを行うということで、3日間の開催を盛り上げることができました。終了後の参加者へのアンケート結果は総じて好評で、次回こそスペインからの来日を楽しみにしているというご意見をいただきました。

デジタルがリアルをどう補完するか――その着想が今後、さらに新しい動向を生み出すのではないかと考えています。

5　患者さんを招いた歯科医のセミナー

久しぶりに開催することのできた先のリアルなセミナーには、もうひとつ、新しい試みを企画しました。それは、ウチの患者さんに参加してもらったことです。

その患者さんは、奥歯でものを噛めますが前歯では噛めない「開咬」という症状の患者さんでした。本来ならば、外科的手術を行ったうえで矯正を行うのが一般的でしたが、ご本人は手術に踏み切ることを躊躇していました。

ところが、アライナー矯正によって手術せずに治療できるという話を聞き、一大決心をしてウチのクリニックの門を叩いてくれたという経緯がありました。

このセミナーは、矯正歯科の先生たちが参加する集まりです。一般に矯正歯科医という人たちは、合理的な治療の手順はどちらかとか、ここの角度がどうだとか、熱心な議論が始まりがちで、症状に注目するあまりに、患者さんに寄り添うという基本的な姿勢が見えにくくなってしまうときがあります。実際、このセミナーでも治療困難なこの症例に大きな関心が集まりました。

ところが、議論がひと段落してから、「ではご本人に登場してもらいましょう」と、その患者さんがお住まいの仙台からZOOMを使って登場しました。

どういう心境でウチのクリニックに来ていただいたかなど、そのときの気持ちを語りはじめて、

「話をしたくないほど、人の前に出ることが恥ずかしかった」

「いつもうつむいていた」

「口元を隠すように手をかざすことが多かった」

「ご飯の食べ方も人と違っていて、それがコンプレックスになっていた」……云々。

その場の先生方は、患者さんを助けるために仕事しているという自らの本分に改めて気づかされたようでした。

ドクターの集まりのセミナーに患者さんも参加する。既存の枠組みを超えた新しいコミュニケーションができたことに大きな喜びがありました。

6　デジタルトランスフォーメーションの時代

以上の例は、コロナ以降のデジタルコミュニケーションの在り方を探るうえで、良い事例になるのではないかと思ってます。

「デジタルトランスフォーメーション（DX）」という言葉をよく聞きます。経済産業省の定義によれば、「企業がビジネス環境の激しい変化に対応し、データとデジタル技術を活用して、顧客や社会のニーズを基に、製品やサービス、ビジネスモデルを変革するとともに、業務そのものや、組織、プロセス、企業文化・風土を変革し、競争上の優位性を確立すること」だそうです。

一言で言えば、あらゆるビジネスの活動が「データとデジタル技術」に置き換わることだと考えられますが、左記の定義からは単なるIT化というよりは、デジタルへの移行（トランスフォーメーション）に寄って、より文化や生活自体を変革するというニュアンスが感じられます。

これまで、私が行ってきたデジタルを利用したコロナ対策は、デジタルトランスフォー

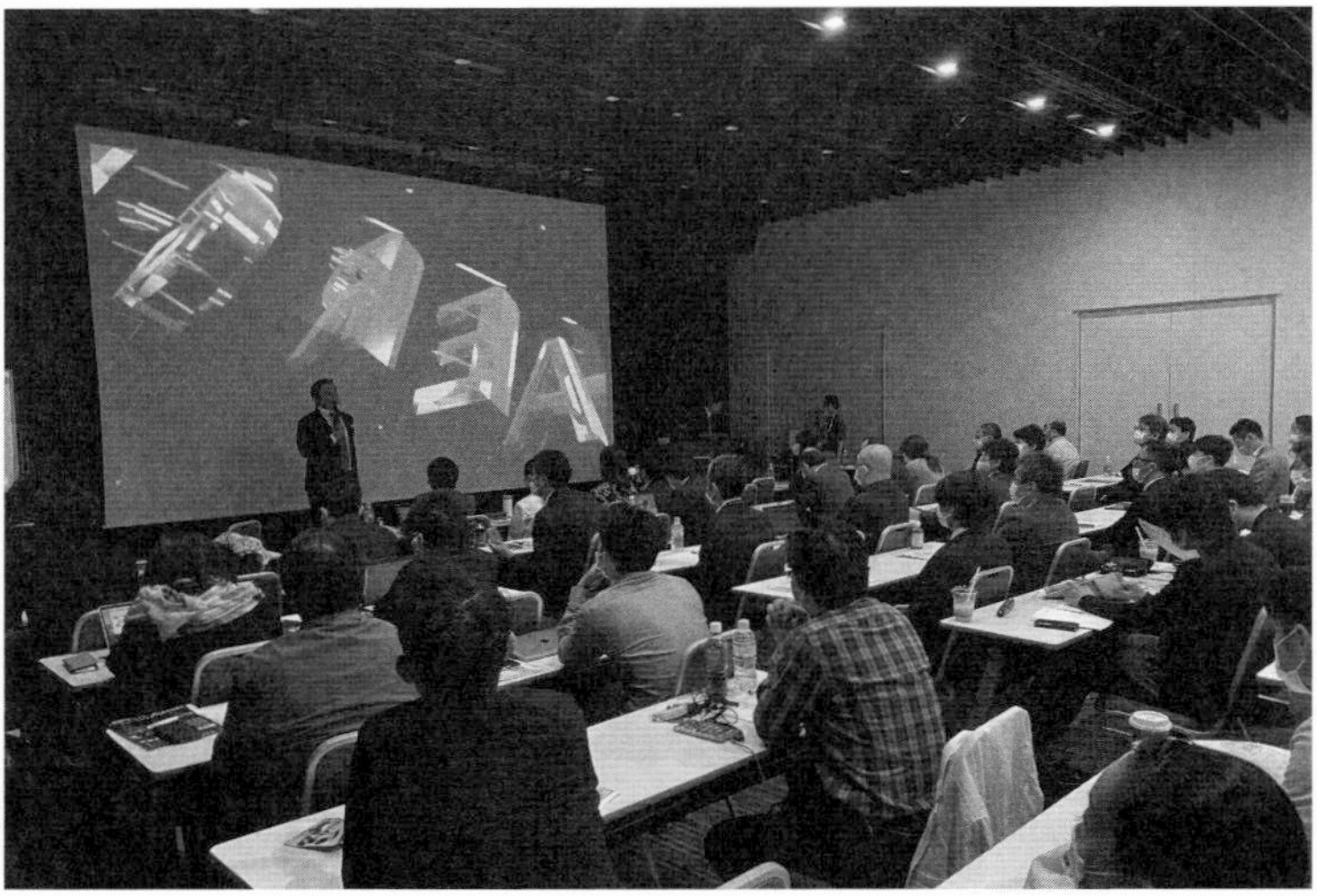

歯科医師向けのインビザラインセミナー

メーションそのものだったのではないかと思います。

そして今後は、もっと積極的にデジタルトランスフォーメーションにトライしていこうと考えています。

私にとってはきっかけはまさしくコロナでした。昨年になるまで海外および日本でリアルな講演活動、セミナー活動を通じて、アライナー矯正の普及と進展を目指していたのに、突然、その道が塞がれてしまった。この1年の間に、海外でも日本でもリアルな講演活動はなくなり、そのほとんどがオンラインに切り替わりました。

２０１４年以来、東京大学を会場として毎年連続して開催してきた「日本アライナー矯正歯科研究会」も、２０２０年にはオンライン形式となりました。大学の授業すらオンラインが多用される時代です。

すると、予想に難くないのは、対面式のリアルなコミュニケーションの優位性を打ち砕く、新しいオンライン・コミュニケーションが待望されているということです。そこで、私はセミナー・講演を中心とした教育や出版活動に、より積極的にかかわっていくことを決意しました。

昨年、巨大なＬＥＤディスプレーと４Ｋカメラを備えた新しいセミナールームを確保し、ライブも含めた配信事業の準備をスタート、いまようやくそれが終わったところです。すでに、ＬＥＤのスクリーンでの講演をオンライン配信しています。狙いは、リアルに匹敵する質の高いオンライン配信を実現することです。

このセミナールームを使って、これまでと同じように、クローズドなセミナーもオープンなセミナーも両方、オンラインで行います。また、このセミナールームには１００畳ほどのスペースを有し、そこを使ってリアルなセミナーも開催できます。

じつはこの原稿を書いている２０２０年12月現在、さまざまな計画が動いていて、この年末年始には多くのコンテンツを、この新しいセミナールームから皆さまにお届けしようと考えています。

いま再び日本のみならず世界で、コロナ感染者数が大きく増大しています。本来であれば、これから海外旅行や帰省で忙しく動き回る時期を迎えますが、それもなかなかできません。2021年、「新しい日常」の一環として、時間を有益に使えるコンテンツの作成と配信が急務の課題だと考えています。

7 withコロナ時代はDXとともにある

本業の医療に関しても、治療を受ける側の感覚が変わってきています。「遠隔治療」などという言葉が普通に聞かれるように、このコロナ以後の時代では、直接会って診察することの価値が減ってきています。むしろ、自宅で負担なく診察と治療ができれば喜ばれるのです。

自分自身、もしコロナがなかったらどうだったろうかと、考えることがあります。おそらく海外講演に出かける一方で、日本では診療に従事。空いた時間でFBやインスタグラムで情報を発信する……といった自分がイメージできます。そこからはだいぶ遠いところまで来ているというのが偽らざる感想です。

クリニックの休業と患者さんへのケア、国内外のセミナー活動の中止とそのリカバーなど、デジタルの利活用があったからこそ、なんとか窮地を脱することができました。

2021年はwithコロナ時代として幕開けました。明らかに私たちの生活様式も行動パターンも変わらざるを得ません。コロナ以後の世界を虚心坦懐に眺めることから、新しい時代の生き方が拓けてくるのだと思います。

あとがき――人生最初の師について

「食べた飯粒の分だけ人間は成長する」

これは2008年に亡くなった父の言葉です。父が倒れたときはまだ、私は駆け出しの勤務医でした。当時はアメリカで数年修行をしてから自分のクリニックを開業しようなどと、将来に関しては漠然と、しかし楽観的に考えていました。その後の顛末は本書に書いたとおりです。

先の言葉は、まさに至言として私の記憶の中に残っています。目指す道をあきらめず、コツコツと歩み続けた者が最後に勝利する――周りがあきれるほど実直に、私は自分に課した課題を突き詰めるべく、シュープ先生のもとを7年ほど通い続けました。その甲斐あって、アライナー矯正の分野では、国内外でソコソコ知られる存在になりました。

その「実直さ」は父譲りではないかと、最近思います。ゴルフもしませんし、お酒もおつき合い程度です。仕事以外に何か趣味があるわけではありません。いつもスタッフさんがいなくなった夜のクリニックで、治療計画を立てたり、論文を書いたり、ユーチューブで情報発信したりして遅くまで過ごしています。そういえば、父も仕事一筋の人間でした。父にはもっといろいろなことを語り合いたかった、教えてほしかった。本書を終えるにあたって、父との思い出をご紹介したいと思いました。

一校だけの中学受験

父は基本的にやさしい人でした。ただしそこには「豪快で」という言葉が付いてきます。その豪快さは、ときに理不尽なかたちで現れました。

中学受験のときです。都内の私立中学を受験するという話になって、父は一言、

「麻布中学校だけ受けてこい」

と言いました。自宅に比較的近い学校でしたが、ご存じのように御三家のひとつと言われる名門学校です。そこで恐る恐る「麻布だけというのはどういうことでしょうか」と聞くと、

「麻布だけ受けて落ちてこい」

と言う。それを聞いていた母もさすがに、

「いくつかほかの学校も併願して合格率を上げるというのがフツーでしょう?」

と抗弁してくれたのですが、

「いや、落ちてくれればいいんだよ」と。

父なりの理由はこうでした。

父自身も中学受験をしたとき、御三家の一校、開成中学を受けて落ちた。しかも、同じ小学校では3人が受験し自分だけが落ちた。それが悔しくて中学校で一所懸命に勉強した。結果として、早稲田大学の付属校である早大高等学院に合格したというのです。若い時の挫折は良い経験になる、大いに恥をかけというのが父の主張でした。

当時の私はまだ小学生。まったく理解できるはずがありません。学校に行って、中学受験する友だちにも驚かれました。「へえ。すごく自信があるんだねぇ」などと、からかわれる始末でした。

結果は、父の言うとおりになりました。私自身は傷ついただけ。なぜこんな意味のないことをやらせるのだろうと思っていました。母も「あの人はやさしい反面、豪快すぎて私にもわからないところがある」と言っていました。

若いうちに大いに恥をかけ。そこに学びがあるはずだし、そうなる息子を見てみたいと考えたんだと思います。ひょっとしたら息子が挫折に苦しんだとしても、自分なら立ち直らせることができると考えていたのかもしれません。自分がこうと決めたら、けっして揺るがない人でした。

実際、このおかげで少々のことには物怖じしないメンタルのタフさは身についたような気がします。いま1000人や2000人の聴衆の前で講演しても、まったく緊張しません。講演で失敗して恥をかくことなど、あの中学受験に比べれば大したことはないと、心のどこかで思っている自分がいます。

あの時、父は小学生の私に事細かに説明してもわかるはずはないと考えたはずです。私にも子どもができ当時の父の年齢に近づくにつれて、父の思いが実感をともなってわかるようになりました。

いま、2人の愛する子どもたちに伝えたいのは、私の父から教わった教訓です。すなわち「失敗を恐れるな！」の一語に尽きます。大いに恥をかき、失敗してからが本当の勝負です。失敗と恥を恐れて行動を回避してしまえば、何も始まらないのです。

前向きであることの大切さを知れ

この一件以外で、父からああしろこうしろと言われたことはありませんでした。むしろ何か相談すると、「そんなことはわからん。おまえが決めろ」と突き放されるのが常でした。その代わりに、物事の考え方の基本は叩き込まれました。

すなわち、シンプルに考えろ。自分で決めたからには他人のせいにするな。何事もポジティブにとらえろ。すべてに前向きであれ……云々、問わず語りにいろいろなことを教えてくれました。

ただ、このような父の信条に逆らうような態度を私がとったときは、恐ろしいことが起こりました。

私が小学校低学年の頃の話です。私は自宅で算数の宿題をやっていました。掛け算をして面積を出すというテーマでした。

当時の私には、掛け算をすることと面積を出すことが、頭の中でうまく結びつきませんでした。そこで母に向かって「なんでヨコとタテを掛けると面積になるの?」と執拗に質問しました。自分で考えることを放棄し、ちゃんと教えてくれと母に甘える態度が明らかでした。

「なんで、なんで……」と母を困らすように聞いていたところを、父がたまたま見ていました。

「賢治。こっちに来い」

すると、母に向かって

「ものさしを持ってこい」

母からものさしを受け取ると、周りのものを片っ端から測りはじめるんです。

「20センチ掛ける12センチは？」

と、声の調子からものすごく怒っていることがわかりました。母が「まだ2ケタの掛け算は……」などと取り直そうとしてくれますが、聞く耳を持ちません。

「とにかくやれ！」

ものさしを振ってテーブルをバチンと叩く。テーブルに乗っていたコップが床に落ちましたが、ものともしません。

次はこれ、次はこれと測った数字を告げられて、私は鼻水をたらし、泣きながら計算を続けました。

心ここにあらずの中途半端な態度が許せない人でした。

少年時代の私は、このことがよほど骨身に染み他のでしょう。それ以来、宿題は学校で済ませることにしました。家で宿題をやっているところを父に見られることが怖かったからです。

思いかえせばたった一回限りでした。父から一生に一日だけ「勉強」を教わり、一日で理解しました。すなわち「勉強とはとにかくやること」という教えでした。

明るくチャレンジする人生を

普段はやさしいが怒ると怖い。そんな父と打ち解けるようになったきっかけが、私の大学受験でした。突然、歯学部に行きたいと私が言い出したことがきっかけでした。もともと、早大出身の父から早大はどうかと言われて、そんなものかなと高校では文系を選択し、早大を目指していました。ところが高校三年生の途中で、歯学部を目指したいと進路変更を決意したわけです。

当時は受験戦争などという言葉が聞かれた時代で、担任の先生も周りの友人も驚き、思いとどまるよう説得してくれました。曰く、受験はそんなに甘いものじゃないぞなどと言われたものです。

そんな状況のなか、いちばん大きなハードルと考えたのが、父でした。あの中学受験のことが脳裏をよぎります。覚悟を決めて、父に「歯学部に行きたい」と告げると、

「やりたいことが見つかるのが早かったね」

と喜んでくれて、拍子抜けしてしまいました。

あの中学受験の無茶振りと比べたらまるで別人で、途方に暮れるほどでした。

しかし、はっと気がつきました。父は昔から何ひとつ変わっていないことを。物事を正面からとらえて明るくチャレンジしろ。その一点を繰り返し教えてくれていたのです。自分で何事も決めていけと、子どもであっても一人の人間としてみてくれていた。すなわち、父のように、何事も自分で決めて生きていけるように早くなってくれと言っていたのです。

言うことを聞けと上から目線の押し付けは一切ありませんでした。早稲田大学に進学をとの言葉も押し付けではありません。まだ二十歳前にやりたいことなど見つからないだろう。ならば、大学受験というフィールドで難関校へチャレンジすれば、その努力が次につながるはずだと考えていたようでした。

私がみずからの頭で考えて歯学部を出て歯科医になりたいと強く願ったときに、父は親

族にも歯科医などいないにもかかわらず、一も二もなく応援のエールを送ってくれた。私の将来を真剣に考えてくれていた父でした。

早稲田の学生時代、父はアメリカンフットボール部に所属していました。私も父の足跡を辿ろうと、大学でアメフト部に入りました。勤務医の時代には、仕事帰りに父と待ち合わせをしてよく飲んで帰りました。仲のいい親子と周りの目には映っていたようですが、私は父の教えをたくさん得たいと願い、時間をともにしていました。

早く父を亡くしたことは残念でなりませんが、いまは、自分の子どもたちに父から受け継いだ思いを彼らに伝え、彼らの人生の役に立ちたいと、強く願っています。

歯医者になろうと思ったきっかけは、母との他愛のない会話の中から生まれました。幼い頃から現在まで応援し続けてくれている母に、また2人の子どもを懸命に育て守ってくれている妻に、そしてクリニックでともに働く檀先生、渡辺先生、熊谷先生、スタッフの皆さんに感謝しております。

人の生活を豊かにする、そのためのデジタルテクノロジー

私の矯正治療では、患者様の客観的なデータを採取し分析して、これまでＤＸしていいな

かった歯形もデジタルデータ化します。

従来は、患者様の口腔内部を模して作った模型を元にして分析していました。しかしいまは歯の形をスキャンして得られたデジタルデータをもとに歯の移動を考えるようになりました。これ自体こそ「データドリブン」です。すなわちデータドリブンとは、収集したデータの分析によって意思決定し、その結果をもとにアクションを起こすことを意味します。以下は「歯科矯正学」のことを「オルソドンティクス（Orthodontics）」といいます。以下は観念的な言い方で恐縮ですが、

Orthodontics x Data= Data driven Orthodontics

すなわち、「データドリブン・オルソドンティクス」なるものがすでに成立していて、データドリブンによる意思決定によって、科学的再現性へのアプローチが可能になっています。

しかしながら、注意しなければいけないのは、デジタルデータは単にツールであり情報でしかなく、その情報を利用して考察し決断するのはアナログ的な経験やセンス、感性だということです。

ここに大きな矛盾があります。

実際、歯科医にはアナログなイメージがあって職人の作業だと思われがちですが、私が

世界で見てきた歯科はデータに基づくものでした。データを駆使することで、再現性のある治療が実現でき、一つの事例のデータを使って様々な横展開をしています。アナログあってこそのデジタルであり、その相乗効果が人の生活を豊かにするのです。

気象衛星のない時代の天気予測を考えてみましょう。

台風などから身を守る時に、年配の漁師さんなど一部の方だけが、「この雲は」とか、「この風の匂いは」から、台風が来ることを予測していました。漁師さんはアナログの象徴です。しかしそれだと、一部の人にしかわからない感覚に基づいていて、多くの人に情報を伝達できません。つまりブラックボックス化しているわけです。

しかしいまは、大気圏の上から日本に迫り来る雲をリアルタイムで把握して、台風のスピード、進む方向、大きさ、さらには台風の通過予測、上陸する地域をデータから分析して予測します。過去の台風データとの分析で被害状況すら予測できます。

多くの人がきちんと理解でき、ブラックボックス化されることなく、職人だけに専有されるものでもない。それがテクノロジーであり、デジタルの技術なのです

パソコンを持ち、携帯を持って、私は矯正歯科を進化、前進させるために日々、治療とその他の活動を行っています。

昨日と同じ場所に私はおりません。
止まることは退化です。
それこそが、より良い明日の、未来のためになると私は信じています。

二〇二〇年師走

新宿 Digital Aligner Education Center にて

尾島　賢治

［著者紹介］

尾島　賢治（おじま・けんじ）

1972年、東京都生まれ

昭和大学歯学部卒業後、昭和大学歯科病院附属矯正歯科入局。矯正歯科退局後、都内関連クリニックの矯正治療担当医を務める。2007年、東京都文京区本郷にインビザライン・マウスピース矯正専門クリニック、本郷さくら矯正歯科を開設。インビザライン矯正を開始する。現在、医療法人社団スマイルイノベーション矯正歯科理事長、イタリア・トリノ大学矯正歯科 adjunct professor を兼務。

会社経営に失敗した私が
医院経営で成功した7つの理由

二〇二一年一月二七日　初版発行

著　者　尾島　賢治　

発行所　丸善プラネット株式会社
〒一〇一－〇〇五一
東京都千代田区神田神保町二－一七
電話（〇三）三五一二－八五一六
http://planet.maruzen.co.jp/

発売所　丸善出版株式会社
〒一〇一－〇〇五一
東京都千代田区神田神保町二－一七
電話（〇三）三五一二－三二五六
https://www.maruzen-publishing.co.jp

編集・組版／有限会社アーカイブ
印刷・製本／富士美術印刷株式会社
ISBN 978－4－86345－473－6 C0034